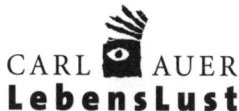

CARL AUER
LebensLust

Elke Eyckmanns/Markus Merzenich/
Frank Nawroth

Ein Kind – warum nicht auch für uns?

Gut beraten bei unerfülltem Kinderwunsch

Unter Mitarbeit von Ralf Böhm und Ralf Nauert

2013

Umschlaggestaltung: Uwe Göbel
Satz: Verlagsservice Hegele, Heiligkreuzsteinach
Printed in Germany
Druck und Bindung: Freiburger Graphische Betriebe, www.fgb.de

Erste Auflage, 2013
ISBN 978-3-89670-861-8
© 2013 Carl-Auer-Systeme Verlag
und Verlagsbuchhandlung GmbH, Heidelberg
Alle Rechte vorbehalten

Bibliografische Information der Deutschen Nationalbibliothek:
Die Deutsche Nationalbibliothek verzeichnet diese Publikation
in der Deutschen Nationalbibliografie; detaillierte bibliografische
Daten sind im Internet über http://dnb.d-nb.de abrufbar.

Informationen zu unserem gesamten Programm, unseren Autoren
und zum Verlag finden Sie unter: www.carl-auer.de.

Wenn Sie Interesse an unseren monatlichen Nachrichten
aus der Vangerowstraße haben, können Sie unter
http://www.carl-auer.de/newsletter den Newsletter abonnieren.

Carl-Auer Verlag GmbH
Vangerowstraße 14
69115 Heidelberg
Tel. 0 62 21-64 38 0
Fax 0 62 21-64 38 22
info@carl-auer.de

Inhalt

Vorwort

Sie halten dieses Buch wahrscheinlich aus gutem Grund in Ihren Händen. Es behandelt ein Thema, mit dem Sie sich womöglich nicht freiwillig befassen würden, mit dem Sie und Ihr Partner sich aber gegebenenfalls befassen müssen: ungewollt kinderlos zu sein.

»Die Wahrscheinlichkeit, dass Sie auf natürlichem Wege schwanger werden können, geht gegen Null.« Dies teilte uns der damals behandelnde Arzt am Telefon mit. Mein Mann und ich [Elke Eyckmanns] brauchten Tage, um uns der Tragweite dieses Satzes für unser Leben bewusst zu werden. Und dennoch hatte diese Diagnose auch etwas Erlösendes: Sie begrub jegliche Hoffnung, die Monat für Monat wieder aufkeimte und der Grund für immer größer werdende Enttäuschung war – und schuf Raum für etwas Neues.

Wie schwer es jedoch war, diesen Raum zu füllen, sollte sich erst nach und nach zeigen. In dieser Phase machte ich mich auf die Suche nach hilfreicher Literatur. Ich fand jedoch nur Erfahrungsberichte oder rein medizinisch ausgerichtete Bücher, die keinerlei Hilfestellung boten, wie wir Tag für Tag mit unserer Situation hätten umgehen können. Im Freundeskreis gab es keine »Leidensgenossen«, mit denen ich mich hätte austauschen können, also war ich auf mich alleine gestellt.

Es blieb mir nichts anderes übrig, als mein Wissen und die Erfahrung aus meiner therapeutischen Arbeit zu nutzen – und im Laufe der Zeit entstand die Idee eines Buches, das zwar basierend auf eigener Erfahrung dennoch kein Erfahrungsbericht, sondern ein psychologischer, medizinischer und juristischer Ratgeber für Paare in ähnlicher Situation werden sollte.

In den Jahren unserer ungewollten Kinderlosigkeit hatte ich genügend Ideen zu einem Buch, das sich vor allem damit beschäftigen sollte, wie man trotz unerfüllten Kinderwunsches zufrieden leben kann.

Mein Mann und ich hatten uns darauf eingestellt, ohne Kinder zu leben. Und wir genossen – unterbrochen durch Phasen der Trauer über unsere Kinderlosigkeit – die Freiheiten, die sich uns boten. Wir waren zunächst überzeugte »Wir werden nicht in das Schicksal eingreifen«-Verfechter, doch dämmerte uns langsam, dass wir den Wunsch nach eigenen Kindern vielleicht zu schnell begraben hatten.

Ausschlaggebend dafür, unsere Meinung noch einmal zu überdenken, war schließlich die größer werdende Unsicherheit mit unserer Entscheidung, die kurz zuvor noch gut und richtig erschienen war – nämlich keinerlei medizinische Hilfe bei der Zeugung eines Kindes in Anspruch zu nehmen. So entschieden wir uns – ich war inzwischen 35 Jahre alt –, nach 7 Jahren ungewollter Kinderlosigkeit, einen Versuch mit künstlicher Befruchtung zu wagen. Dieser Versuch verlief erfolgreich, sodass wir Eltern von Zwillingen wurden.

Als hilfreich während der Kinderwunschbehandlung empfand ich die Möglichkeit der Selbsthypnose, mit deren Hilfe ich mich mental optimal auf die jeweilige Situation einstellen konnte. Kurz vor Beginn der Behandlung war mir eine Randnotiz in einer Zeitschrift in die Hände gefallen, wonach einer Studie zufolge die Begleitung einer Kinderwunschbehandlung durch Hypnose den Eintritt einer Schwangerschaft um durchschnittlich 11 % Prozent erhöht.

***

Über die Auseinandersetzung mit dem Thema der ungewollten Kinderlosigkeit haben wir – Dr. Markus Merzenich, Prof. Frank Nawroth, Elke Eyckmanns – ein psychologisch-medizinisches Buch für ungewollt kinderlose Frauen und Paare entwickelt, das wir Ihnen nun vorstellen möchten. Zudem konnten wir mit dem Biologen Dr. Ralf Böhm und dem Rechtsanwalt Ralf Nauert von uns sehr geschätzte Kollegen gewinnen, die unsere Arbeit durch wertvolle Beiträge ergänzt haben.

Doch bevor Sie nun mit der Lektüre richtig beginnen, legen Sie es noch einmal kurz zur Seite und überlegen Sie sich, was Sie von diesem Buch erwarten und ob diese Erwartungen von einem Buch erfüllt werden können.

Was wir Ihnen jetzt schon sagen können, ist Folgendes:

Verstehen Sie dieses Buch nicht als Versprechen. Wir versprechen nicht, dass Sie – wenn Sie dieses Buch gelesen haben – schwanger werden. Das steht nicht in unserer Macht. Verstehen Sie dieses Buch als Hilfestellung zum besseren Umgang mit einer Situation, die Ihnen jetzt noch unendlich schwierig erscheint.

Es soll Ihnen zeigen, dass Sie nicht alleine sind. Ihre Gedanken decken sich mit denen von anderen Paaren in einer ähnlichen Situation. Es soll Ihnen zeigen, dass Sie Dinge, die in Ihrer derzeitigen Situation so unendlich vorbestimmt erscheinen, doch auch steuern können. Und es soll Ihnen Denkanstöße geben.

Unser großes Ziel ist es, Sie zu informieren und Sie »fit« zu machen, damit Sie mit mehr Leichtigkeit, mehr Freude und optimal vorbereitet in die Kinderwunschbehandlung gehen. Unser Buch soll Ihnen das Gefühl der Entscheidungsfreiheit wiedergeben und Ihren Handlungsspielraum vergrößern. Und es soll Ihnen helfen, einen Weg zu finden, der – sollten Sie ohne Kinder leben müssen – für Sie attraktiv und lebenswert ist.

Unser Anliegen ist es, Sie daran zu erinnern, dass auch die Phase der Kinderwunschbehandlung wertvolle »Lebenszeit« ist und positiv gestaltet werden möchte. Sie ist eindeutig kein Bewerber auf die vorderen Plätze der Kategorie »dunkelste Zeit meines Lebens«.

In diesem Buch finden Sie auch Passagen, die der Selbstreflexion dienen. Indem Sie die dort gestellten Fragen für sich beantworten, können Sie der »Geschichte« Ihres ganz persönlichen Kinderwunsches ein wenig näher kommen. Diese Fragen zur

Selbstreflexion sind jeweils am Ende der Kapitel in einem Kasten untergebracht.

Ebenso finden Sie im psychologischen Teil ab dem Kapitel »Hypnose« in grau unterlegten Kästen praktische Anleitungen zur Selbsthypnose.

Das Konzept dieses Buches, das wir bewusst in einem Team zusammengestellt haben, soll auf verständliche Art die wesentlichen Inhalte des Kinderwunschthemas für Betroffene und Interessierte darstellen – wozu ausdrücklich auch Männer gehören.

Obwohl in dem Buch häufig Leserinnen angesprochen werden – weil die Praxis gezeigt hat, dass das Thema Kinderwunschbehandlung doch eher von den Frauen vorangetrieben wird –, sind darin ganz viele Themen enthalten, die für die betroffenen Männer interessant sind.

Uns ist bewusst, dass das Hauptaugenmerk während der Kinderwunschbehandlung auf der Frau liegt. Es ist uns aber ebenso bewusst, dass die betroffenen Männer ähnlich stark unter der Kinderlosigkeit leiden wie ihre Frauen – mit dem Unterschied, dass die Frauen diese Zeit weit aktiver gestalten können. Leider ist die Zahl der Männer, die ihren Leidensdruck nach außen kommunizieren, eher niedrig. Das hat zur Folge, dass es kaum Hilfsangebote für betroffene Männer gibt.

Daher haben wir das Buch so geschrieben, dass Frauen sich häufig in den Themen wiederfinden, die Männer jedoch die Gelegenheit bekommen, einen neuen Blick auf diese Phase des Lebens und vielleicht einen vertieften Einblick in das »Seelenleben« der Partnerin zu bekommen. Auch die Anregungen zur Selbstreflexion sind sehr männertauglich – anders als die konkreten Anleitungen zur Selbsthypnose. Liebe Männer, die Übungen zur Eizellreife sind nicht für Sie bestimmt …

An dieser Stelle also die ausdrückliche Einladung an die Männer: Lesen Sie mit. Das Buch liegt nicht zufällig immer in Sichtweite. Ihre Partnerin ist klug – verstehen Sie ihren Wink und nehmen Sie die Gelegenheit wahr, sich mehr einzubinden auf dem Weg zu Ihrem Kind. Ein Kind möchte immer von zwei Eltern »gewünscht« werden. Begnügen Sie sich also nicht mit der Zuschauerrolle!

Thematisch haben wir das Buch wie folgt gegliedert:

Der erste Teil des Buches befasst sich mit den psychologischen Aspekten des Kinderwunsches, mit Lebensträumen, den Ängsten und Unsicherheiten in Bezug auf das Wunschkind, mit emotionalem und körperlichem Stress, alternativen Lebensentwürfen ohne Kind und mit den Grundlagen der Hypnose, die im Rahmen der Kinderwunschbehandlung unterstützend eingesetzt werden kann. Danach geben wir Ihnen einen wissenschaftlich fundierten Überblick über Häufigkeit und Ursachen der ungewollten Kinderlosigkeit sowie medizinische Behandlungsmöglichkeiten. Um Ihnen eine konkrete Vorstellung über den tatsächlichen Ablauf einer Kinderwunschbehandlung zu ermöglichen, haben wir den Ablauf Phase für Phase beschrieben und zum Teil durch Bilder ergänzt. Einen wichtigen Teil zum Verständnis dessen, was im »Hintergrund« der Behandlung im Labor geschieht, hat Dr. Böhm anschaulich beschrieben. Abgerundet wird der informative Teil durch konkrete Aufklärung durch den Fachanwalt für Medizinrecht Ralf Nauert über die Behandlungskostenerstattung bei In-vitro-Fertilisation (IVF) und Intrazytoplasmatischer Spermieninjektion (ICSI) in Deutschland sowie eine Verständnishilfe für die Kommunikation mit Ihrer Versicherung.

Unser Anliegen war es, das Buch nicht »zu fachlich« zu gestalten. Sie finden deshalb neben zahlreichen Beispielen aus unserem Berufsalltag auch viele Kommentare und persönliche Einschätzungen sowie Fallgeschichten von Betroffenen.

Die einzelnen Teile des Buches bauen nicht aufeinander auf, sodass Sie diese – je nach Interesse – auch unabhängig voneinander lesen können.

Elke Eyckmanns, Markus Merzenich, Frank Nawroth

Psychologische Aspekte

Elke Eyckmanns

Familie und Kinder als Lebenswunsch

Kinder haben zu wollen ist ein Lebenswunsch. Dieser Wunsch kann auf viele unterschiedliche Arten entstehen, in verschiedenen Lebensphasen erwachsen – doch ist er einmal vorhanden, ist es nur schwer, bei Nichterfüllung davon Abstand zu nehmen.

Die einfachste und naheliegendste Erklärung für den Kinderwunsch ist in der *Biologie* zu suchen. Als biologische Wesen sind die Menschen auf Fortpflanzung programmiert. Sexualität nimmt ab der Pubertät bis ins frühe Erwachsenenalter einen enormen gedanklichen Stellenwert ein – und würde man die Verhütungsmöglichkeiten außer Acht lassen, wären junge Paare gemäß ihrem hohen sexuellen Bedürfnis bzw. ihrer hohen sexuellen Aktivität reichlich mit Kindern gesegnet. Erst die modernen Verhütungsmethoden haben diesen Aspekt der Biologie in den Hintergrund treten lassen – so weit, dass die Versuchung groß ist, eher psychologische Erklärungen für den vorhandenen Kinderwunsch zu suchen.

Solch eine psychologische Erklärung könnte in der Art der *Sozialisation* liegen. Die sowieso schon vorhandene Neigung von kleinen Mädchen, mit Puppen zu spielen und sich mit Rollenspielen in Alltäglichkeiten zu üben, wird von der Umwelt zusätzlich verstärkt. Während ein solches Verhalten bei kleinen Jungen eher zu Verwunderung und schließlich zu mehr oder minder sanften Sanktionen führen würde, scheint es abgemachte Sache zu sein, dass das Mädchen irgendwann selber Kinder gebiert und für eine bestimmte Lebensphase mit der Ausfüllung der Mutterrolle beschäftigt ist. Das scheint so selbstverständlich, dass eine aktive Auseinandersetzung mit dem eigenen Kinderwunsch während des Heranwachsens gar nicht stattfindet, frei nach dem Motto: Kinder, das gehört so!

Nicht zu vernachlässigen ist die psychologische Situation der »*Torschlusspanik*«. Diese Panik kann sich aus dem »Ticken der biologischen Uhr« nähren (Biologie lässt abermals grüßen), oder einfach nur daraus, dass die Menschen um einen herum verstärkt den Schritt der Familiengründung vollziehen – und man selber mithalten möchte, um nicht ins soziale Abseits zu geraten. Es scheint gesellschaftlich immer noch eine stillschweigende Übereinkunft über den »korrekten« Ablauf des Lebens zu geben: Nach Kindheit und Jugend folgt Partnersuche, diese mündet in einem verbindlichen Entschluss zusammenzubleiben (auch Heirat genannt), und spätestens danach stehen Kinder auf dem Plan.

Ein häufig zu findendes Motiv für Kinderwunsch kann aber auch schlicht und einfach die *Unzufriedenheit* mit den gegebenen Lebensumständen sein. Ich habe häufig erlebt, dass Frauen in einem Bereich des Lebens (oft Beruf) nicht die erwartete Bestätigung bekommen und daher eine eintretende Schwangerschaft als adäquate Lösung ihrer Unzufriedenheit anstreben.

Kinder(-Wunsch) als *Rettungsanker* für eine schwierige Beziehung bzw. als letztes Bindemittel zwischen Paaren ist als Motivator ebenso zu finden. Immer wieder versuchen vor allem Frauen, den Partner durch eine Schwangerschaft davon abzuhalten, aus der Beziehung auszuscheren.

Ein Trend, der sich derzeit vor allem in den USA abzeichnet, ist, dass junge Mädchen über ein Kind einen *angesehenen Platz in der Gesellschaft* für sich sichern wollen. Hierbei dient das Kind primär der Festigung des eigenen Selbstwertgefühls und muss als Projektionsfläche der eigenen nicht gelebten Wünsche herhalten.

Auch findet sich ein immer stärker werdender *gesellschaftlicher Druck* auf Frauen mittleren Alters, der sich vor allem in Fragen der Umwelt ausdrückt, ob sie Nachwuchs anstreben. Während das Lebenskonzept »Karriere« bei Männern vollständig akzeptiert und legitimiert ist – und soweit mir bekannt ist, nicht immer wieder infrage gestellt oder negativ konnotiert wird –, werden vor allem Frauen zwischen dem 30. und 40. Lebensjahr durch sich häufende Nachfragen über einen eventuellen Kinderwunsch dazu gebracht, sich für den gewählten Lebensweg rechtfertigen zu müssen. Kinderlose Frauen werden in der Gesellschaft mit eher negativen Attributen versehen. Egoistisch und »karrieregeil«, kühl oder unweiblich sind nur einige der Zuschreibungen, mit denen sich diese Frauen auseinandersetzen müssen.

Last but not least – der vielleicht stärkste psychologische Motor für den Kinderwunsch: *die Liebe zum Partner* und somit der Wunsch, diese durch ein Kind sichtbar werden zu lassen und sich und den Partner in dem Kind weiterleben zu sehen.

Unabhängig von dem, was Frau oder Mann zu einem Kind bewegt, stellt der Kinderwunsch erst dann ein (psychologisch) bewusstes Thema dar, wenn er zu einem Problem geworden ist. Dies ist der Fall, wenn Frauen oder Männer in ein Alter gekommen sind, wo alle bis dahin anstehenden Entwicklungsaufgaben (Schule, Berufsfindung, Unabhängigkeit von den Eltern) bewältigt wurden und der nächste Schritt – nämlich »Fortpflanzung« – anstehen würde und: kein geeigneter Partner vorhanden ist.

Oder es ist zwar ein Partner da, dieser möchte jedoch keine Kinder haben. Keine Kinder haben zu wollen ist ein ebenbürtiger Lebensentwurf zu jenem, sein Leben mit Kindern zu teilen. Befindet sich ein Paar in dieser ungleichen Konstellation – der eine will Kinder, der andere nicht –, ist eine Trennung oft unausweichlich, da beide Lebenswünsche als gleichwertig zu betrachten sind.

Ein weiteres Ungleichgewicht entsteht, wenn der eine Partner früher als der andere Kinder haben möchte. Viele Frauen Ende 30, die sich in der Kinderwunschklinik vorstellen, berichten, dass der Kinderwunsch bei ihnen schon früh vorhanden war, der Partner sich jedoch noch Zeit erbeten oder sie von einem Jahr zum nächsten vertröstet hat. Schließlich hätte sie ihn dann zu einer Entscheidung gedrängt, und der Mann habe sich gegen Kinder und dementsprechend gegen die Beziehung entschieden. Einen neuen geeigneten Partner zu suchen braucht Zeit, die wiederum die Aussichten auf eine prompte Schwangerschaft der älter werdenden Frauen mindert.

Bevor Sie weiterlesen, nehmen Sie sich die Zeit zur Selbstreflexion:

- Seit wann haben Sie einen Kinderwunsch?
- Wie hat sich dieser Wunsch im Laufe der letzten Jahre entwickelt?
- Gibt es Phasen, in denen Sie ihn stärker oder weniger stark wahrnehmen?
- Wovon sind diese Phasen abhängig?
- Was sind die Erwartungen Ihrer Umwelt an Sie (z. B. haben Sie Eltern oder Freundinnen, die Sie in eine Richtung drängen)?
- Wie können Sie die Erkenntnisse, die Sie aus den Antworten gewinnen, für sich nutzen?

Das »a« gehört nicht hinter den Traum!

Eigentlich ist doch alles klar: Frau sucht einen netten Partner, ist verliebt, redet über das Heiraten und Kinder und schließlich – wenn beide bereit sind – wird die Frau schwanger.

Die Schwangerschaft bemerkt sie an Übelkeit, Spannungsgefühlen in Brust und Bauch oder Stimmungsschwankungen. Sie macht einen Schwangerschaftstest und teilt dem Partner das Ergebnis in einer romantischen Situation mit. Beide freuen sich und liegen sich in den Armen, legen die Hand auf den Bauch und begrüßen ihr Kind …

Soweit nur eine der romantischen Vorstellungen über den idealen Ablauf einer Phase des Lebens. Viele Frauen hatten ähnliche Träume vor dem Aufsuchen einer Kinderwunschklinik. Häufig sind diese Träume auch der Auslöser für viele Jahre des Leidens auf dem Weg zum Wunschkind gewesen. Leider ergreift eine weniger romantische und verträumte Realität die Regie:

Der Feind dieses Traumes stellt sich vor: die monatliche Regelblutung. Dieser folgen anfängliche Erklärungsversuche: »Na, ja, so schnell kann das ja auch nicht gehen«, versteckte Schuldzuweisungen »Ich habe ja so lange die Pille genommen, jetzt muss ich eben warten, bis mein Körper mir das wieder verziehen hat«, Beispielnehmen an anderen »Bei meiner Freundin hat das auch so lange gedauert«, Rechenübungen »Das kann auch nicht passiert sein, denn wir haben an diesem Tag nicht miteinander geschlafen, die Eizelle ist nur so lange befruchtungsfähig, die Spermazellen überleben so lange …« und so weiter und so fort.

Greifen diese Rationalisierungen irgendwann nicht mehr, betritt der Zweifel die Bühne: »Ist bei mir alles in Ordnung?« Es folgen Termine beim Gynäkologen, seitenweise Auflistungen über die morgendliche Temperaturentwicklung, pflanzliche oder chemische Mittel zur Optimierung des Zyklus, Literatur über natürliche Empfängnis, Internetrecherchen, vertrauliche Gespräche mit Freundinnen und und und. Zu dem Zweifel gesellt sich also der Aktionismus, frei nach dem Motto: Wenn ich etwas mache, passiert auch was. Eines ist jedoch geblieben: die genaueste Körperbeobachtung. Und in jeder kleinen Abweichung des Wohlbefindens keimt eine kleine Hoffnung auf: Könnte dies vielleicht ein Schwangerschaftsanzeichen sein? In dieser Phase verdienen sich die Hersteller von Schwangerschaftstests eine goldene Nase.

Und ganz langsam und unbemerkt steht nicht mehr der Wunsch nach einem Kind im Vordergrund, sondern das Problem, ein Kind zu bekommen. Das Denken hat sich geändert. Es regiert nicht mehr Vorfreude, sondern Verkrampfung. Der Glaube an die Leichtigkeit ist einer Schwere gewichen. Es ist nicht mehr die Angelegenheit zwischen zwei Menschen, die sich lieben. Dritte sind dazugekommen in Form von Ärzten, Freundinnen, Büchern, Internet. Und je mehr Raum dieses Thema einnimmt, desto fester wird das Problem zementiert.

Die Körperwahrnehmung verändert sich schleichend. Paradoxerweise wird der Körper genau beobachtet, während gleichzeitig eine dramatische Entfernung von ihm stattfindet. Er wird objektiviert und als Gegenspieler des Kopfes (genauer des Wunsches nach einem Kind) definiert – und somit wird Tür und Tor für eine abgespaltene Wahrnehmung zwischen Geist und Körper geöffnet. Der Körper als ein »Etwas«, das nicht mehr funktioniert. Und genau dies ist eines der Probleme während der Kinderwunschbehandlung: Der Körper soll funktionieren, ohne dass ein positiver Bezug zu ihm vorhanden ist. Man nimmt nicht mehr seine Bedürfnisse wahr, sondern nur noch sein Unvermögen. Diese Entfernung von einer adäquaten Körperwahrnehmung zieht auch eine emotionale Entfernung von Wünschen und Bedürfnissen mit sich. Frau beginnt sich einzuschränken – körperlich, emotional und somit auch im alltäglichen Leben.

Die Wahrnehmung einer Abspaltung macht sich im Alltag breit. Frau fühlt sich nicht mehr zugehörig – der Umgang mit Freundinnen, die laut über Kinder nachdenken, wird schwieriger. Die selektive Wahrnehmung beginnt. Plötzlich erscheint die Welt voller Kinder und schwangerer Frauen – eine Welt, zu der einem selbst der Eintritt verwehrt bleibt. Ein Gefühl von Ungerechtigkeit setzt ein. »Warum die anderen und ich nicht?« In diesem Stadium wird Religion wieder zum Thema. »Ich bin böse auf Gott und weigere mich, weiterhin zu beten«, teilte mir einmal eine Frau mit.

Die Kommunikation mit dem Partner verändert sich folglich. Das, was innerlich am meisten bewegt, beginnt, die Themen einzuschränken. Der Frau dient dies häufig als Ventil zur Entlastung, da sie ihre Gedanken und Gefühle zum unerfüllten Kinderwunsch nur noch selten nach außen trägt.

Für den Mann, der anfänglich noch gerne über dieses Thema gesprochen hat, wird die Situation zunehmend einengend. Er erlebt seine Frau häufig als bedrückt und traurig und bemerkt ihre schwindende Flexibilität bezüglich Unternehmungen mit Freunden. Gerade Freunde, die Familie haben, werden gemieden. Von ihm wird Solidarität und Verständnis gefordert, die er aber nur oberflächlich erbringen kann, da er häufig nicht bis ins Letzte erfassen kann, welch immense Bedeutung das Thema für die Frau hat. Gerade die Zeit der einsetzenden monatlichen Blutung bedeutet eine Zuspitzung der Krisensituation – auch in der Beziehung. Ein Gefühl der Ohnmacht gegenüber seiner Frau macht sich breit. Die Überforderung mit der Situation steigt von Monat zu Monat und verstärkt häufig das sowieso schon vorhandene Gefühl der Frau, alleine zu sein. Appelle der Umwelt, sich wieder auf etwas anderes zu konzentrieren, scheitern regelmäßig am Tag der einsetzenden Blutung. »Wie soll ich ernsthaft dieses Thema in den Hintergrund stellen, wenn ich einmal monatlich daran erinnert werde, dass etwas nicht in Ordnung ist?« Ratschläge, doch mal zu entspannen, in den Urlaub zu fahren, oder Geschichten von anderen Paaren, bei denen solche Maßnahmen schließlich auch geklappt haben, werden als Hohn empfunden und maximieren das sowieso schon vorhandene Gefühl, etwas falsch zu machen. Offensichtlich bekommt die ganze Welt etwas in den Griff, was für einen selbst unmöglich erscheint.

Bis hierhin verlaufen diese Phasen fast alle gleich. Unterschiede zeigen sich jetzt in der Art und Weise, wie man mit der Situation umgeht: Während die einen Frauen aktiv werden, begeben sich die anderen tiefer in dieses Gefühl der Ohnmacht und des Opfers hinein.

- Welche Vorstellungen hatten Sie über Ihr Leben, Ihre Partnerschaft, Ihre Familie?
- Wie haben sich diese in der letzten Zeit verändert?
- Wie hat sich Ihre Partnerschaft verändert?
- Wie hat sich Ihr Umgang mit Freundinnen, die Kinder haben, verändert?
- Von welchen Erwartungen/Träumen haben Sie sich diesbezüglich verabschiedet?
- Haben Sie darüber getrauert, dass etwas, was Sie sich sehnlich wünschen, nicht so leicht in Erfüllung geht?
- Wie können Sie die Erkenntnisse, die Sie aus den Antworten gewinnen, für sich nutzen?

Vom Kinderwunsch zur Kinderwunschbehandlung

Die Paare, die sich in der Kinderwunschsprechstunde vorstellen, haben in der Regel einen langen Weg hinter sich. Begonnen hat alles mit dem Vertrauen, ohne fremde Hilfe zu einem Kind zu gelangen. In der Praxis manifestiert sich nun das Misstrauen vor allem in den Erfolg der eigenständigen Handlung. Die Situation in der Sprechstunde ist meist gekennzeichnet von dem Wunsch nach Hoffnung: »Endlich ist jemand da, der uns hilft, Orientierung gibt, die Dinge in die Hand nimmt!« Es ist ein Gemisch aus Aufregung und Zuversicht, die vor allem daraus erwächst, dass jetzt zielgerichtet etwas getan werden kann auf dem Weg zum Wunschkind.

Während der Gang zum Gynäkologen für Frauen meist nicht ungewohnt ist, fühlen sich die dazugehörigen Partner doch eher fremd. Es ist für viele Männer ein Bereich, zu dem sie bisher nie Zugang hatten, und manche Männer wünschen sich sicher, dies wäre auch so geblieben. Bisher waren die Frauen die »Aktiveren«. Sie haben sich informiert, ihren Körper untersuchen lassen, Gespräche geführt, Termine vereinbart und Internetforen durchforstet. Viele Männer haben das beobachtet, unterstützt, toleriert. Nicht selten wird in dieser Situation der Spot nun das erste Mal auf sie gerichtet. Ein Spermiogramm soll abklären, ob vonseiten des Mannes alle Voraussetzungen erfüllt sind.

Ja, nun! Die Männer und das Spermiogramm! Ich habe noch nie einen Mann erlebt, der in einem frühen Stadium des Kinderwunsches seiner Partnerin das freiwillige Angebot gemacht hat: Ich kläre meinen Part ab, mache also ein Spermiogramm. Warum nur? Vielleicht hat es mit der sehr engen Verknüpfung zwischen männlicher Potenz und dem Selbstwertgefühl von Männern zu tun. Während Frauen die Wahl haben, sexuelle Lust entweder nach außen zu tragen oder sie zu verbergen, haben Männer diese Alternative per se schon nicht. Ihre Lust – Männlichkeit – Potenz – was auch immer – kann die Frau sehen. Und nun wird es noch enger: Sie soll seziert und in Zahlen gefasst werden – für viele Männer eine schwierige Situation, nicht nur vor der Partnerin und dem medizinisch involvierten Personal, sondern auch vor sich selber.

Langsam dämmert es ihnen, dass das Monster Zeugungsunfähigkeit etwas werden könnte, was auch sie einholt. In der Regel schieben Männer dieses Thema weit von sich – eine Taktik, die so lange hervorragend funktioniert, bis jemand ein Spermiogramm von ihnen fordert. Spätestens bei der Aussprache dieses Wortes dürften viele Männer kurzzeitig die Orientierung verlieren. Angst, als unfähig abgestempelt, als »Schuldiger« geoutet zu werden, gepaart mit der angepassten Haltung, natürlich seinen Beitrag leisten zu wollen, macht sich breit. Zudem kommt eine Situation auf sie zu, über die sie mit Freunden sicherlich ehrfürchtig gescherzt haben. Sie befinden sich also gerade in so etwas wie einem personifizierten Alptraum, aus dem sie nur rauskommen, indem sie das Geforderte leisten. Ich habe auch noch nie von einem Mann gehört, der in dieser Situation – schließlich sitzt ja eine dritte fremde Person dabei – eine Diskussion über seine Würde (in der er sich sicherlich gerade jetzt verletzt fühlt) angefangen hat. Schließlich ist er ja erwachsen und kann solche

Momente steuern – und alle anderen, die da draußen in der Welt rumlaufen, müssen ja nichts von dieser Untersuchung erfahren.

Sicherlich müssen Sie bei dem einen oder anderen Satz schmunzeln, was aber nicht über die innere Not von Männern in solchen Situationen hinwegtäuschen sollte. Humor ist meist ein gutes Mittel, über dieses für sie ernste Thema zu sprechen.

Ein Klient hat seine Gedanken zu diesem Thema wie folgt für uns zusammengefasst:

»Über den Gewinnungsraum lässt sich trefflich reflektieren:
Was wird hier gewonnen oder wer gewinnt hier?
Faktisch gewonnen wird hier ein wertvoller, unverzichtbarer
Grundstoff, aber das ist erst quasi der Loskauf für
eine veritable Lebenslotterie mit ungewissem Ausgang.
Also mehr Station Hoffnung als Station Sehnsucht.
Wer findet einen angenehmeren Namen für diesen
Funktionsraum? Das dürfte ähnlich schwer sein wie die
Namensfindung eines Wortes für »nicht durstig« (nicht
hungrig = satt). Aber die Abläufe könnte man ändern, ein
Deluxe-Modell daraus machen. Man könnte dem Begriff
Samenraub, nachdem er durch einen deutschen Tennisstar
negativ belegt wurde, zu neuem positivem Inhalt verhelfen.
All diese Gedanken lenken ab von einem zunächst recht
peinlichen Vorgang, der sonst dunklen Pornokabinen
vorbehalten ist. Hat das behandelnde Arztkollegium die
animierenden Hefte und Filme nach eingehender Prüfung
zielorientiert ausgesucht? Hoffentlich hatten wenigstens
die Spaß dabei. Zum Glück ist der Mann dann doch
einigermaßen leicht zu manipulieren und sexuell zu
stimulieren (Hört, ihr Frauen: Das ist Gnade und Fluch) –
die Ausbeutung des Samenfeldes kann beginnen.
Nun rein sachlich: Der potenzielle spätere Vater hat bei der
Handwerkermethode nicht das Gefühl eines bedeutsamen

weihevollen Moments. Nur das Wissen, dass ohne sein technisches Mitwirken nichts geht, hilft einem über manche Klippe hinweg. Und das Wissen, dass die geliebte Partnerin, die potenzielle Mutter, ganz andere Anstrengungen machen muss für das gemeinsame Ziel: Kind(er) … und auch viel erleiden muss auf dem Weg dorthin bis hin zur Geburt selbst. Also Männer, erfüllt euren kleinen Beitrag mit Würde.«

Männliche Unsicherheit – es gibt sie tatsächlich!

»Was ergibt der Test und was bedeutet dies für meine Beziehung? Kann meine Partnerin mich lieben, wenn ich ihr nicht zu einem Kind verhelfe?« – diese Fragen beschäftigen betroffene Männer.

Erschwerend kommt hinzu, dass sich ein Mann in der Konstellation Partnerin, Gynäkologe und er nicht selten ausgegrenzt fühlt. Urologen sind Menschen, die Männer am allerliebsten meiden, Gynäkologen hingegen sind für sie ein mystisches Gebiet. Mehr als Frauen lassen sich Männer aber in solchen Situationen von der Meinung des Fachmannes leiten. Die Vorschläge des behandelnden Arztes werden befolgt, da sie vom Arzt auch einen »Plan« bekommen, wie man nun vorgehen kann. Und Pläne sind gut, da sie Orientierung in einem emotionalen Chaos bieten und vor allem ein Ende dessen verheißen.

Dabei spielt die individuelle Sympathie und die zugeschriebene Kompetenz zwischen Arzt und Ehemann eine Rolle. Empfindet der Mann den behandelnden Arzt als unsympathisch oder inkompetent, wird der Druck auf die Frau größer. Eine weitere »Front«, an der sie kämpfen muss, wird eröffnet. Sie muss subjektiv ihren Wunsch nach einem Kind verfolgen und zusätzlich Rechtfertigungen suchen, warum sie diesen Arzt und diesen Weg gewählt hat. Umgekehrt kann eine positive Bewertung des Arztes durch den Mann die Frau stützen.

Sympathie und Antipathie spielen gerade in diesem sehr intimen Bereich eine große Rolle. Es dürfte wohl keine Überraschung sein, dass der Verlauf einer hormonellen Stimulation und die dabei subjektiv empfundene Belastung für die Frau und das Paar eng mit der Sympathie zum Arzt und dessen Zuschreibungen (kompetent, einfühlsam usw.) verknüpft sind.

Eine Kinderwunschpatientin schreibt:

»Der Arzt war mir von Anfang an sympathisch. Ich fühlte mich bei ihm gut aufgehoben und fand ihn in seinem Auftreten kompetent. Ich hatte mich schnell entschieden, ihm voll und ganz zu vertrauen und mich ohne Wenn und Aber an seine Anweisungen zu halten. Ich freute mich sogar auf die Termine mit ihm und war neugierig, was der nächste Schritt sein sollte. Die hormonelle Stimulation empfand ich wie einen Spaziergang. Ich konnte keinerlei Nebenwirkungen feststellen und fühlte mich während dieser Zeit beflügelt. Endlich hatte ich jemanden gefunden, der mich an die Hand nahm und führte.«

Das Thema Sympathie für den Arzt, gepaart mit dem Prozess der Zeugung eines Kindes, spiegelt sich häufig auch in Träumen wieder. Immer wieder haben mir Patientinnen fast beschämt von sexuellen Fantasien mit dem Arzt erzählt. Solche Träume erschrecken und verwirren häufig, da sie nicht die im Alltag gelebte, meist innige Beziehung zum Partner widerspiegeln. Damit haben sie auch gar nichts zu tun, sondern sollten lediglich als Ausdruck dieser doch unnatürlichen Prozedur der Zeugung eines Kindes betrachtet werden. Es sind nicht die beiden Liebenden, die im Geschlechtsakt ein Kind zeugen. Es ist noch ein Dritter, Fremder involviert, und das verwirrt die Seele. Bei dem Versuch, dieser Verwirrung Herr zu werden, entstehen solche Träume: Die Ordnung ist wieder hergestellt, da im Traum ein Kind in einem normalen Geschlechtsakt gezeugt wird. Der fremde Dritte wird also ganz natürlicher Teil des Kindes – im Traum.

Die Angst vor Gewissheit und Schuld

Meist vergeht eine lange Zeit der erfolglosen Zeugungsversuche, bevor eine medizinische Abklärung der beiden Partner erfolgt. Diese Zeit vor einer möglichen Diagnose wird vor allem von den Frauen als überaus belastend erlebt. Diese Belastung entsteht vornehmlich durch die monatliche Hoffnung, vielleicht doch schwanger geworden zu sein, sodass die Klarheit, die eine medizinische Untersuchung bringt – sollte sie auch so niederschmetternd sein –, meistens als Entlastung erlebt wird.

Eine Klientin beschreibt ihre Erfahrung so:

>*»Ich hatte mich lange davor gedrückt, alle Untersuchungen zu machen – wohl, weil ich Angst hatte, es könnte sich herausstellen, dass wir keine Kinder kriegen können. Als dann fast alles ergebnislos von meinem Gynäkologen abgeklärt war, machte mein Mann ein Spermiogramm. Das Ergebnis war vernichtend und gleichzeitig seltsam entlastend. Er war zeugungsunfähig. Es hört sich blöd an – aber ich war richtiggehend froh. Vor allem darüber, dass dieses Warten ein Ende genommen hatte. Wir können keine Kinder bekommen. Das ist zwar schlimm – aber schlimmer war die jahrelange monatliche Enttäuschung. Jetzt können wir erwägen, ob wir eine künstliche Befruchtung anstreben oder ob wir uns darüber Gedanken machen, wie ein Leben ohne Kinder aussehen könnte. Und ich muss nicht immer hoffen.«*

Die Angst vor einer unumstößlichen Gewissheit in Form einer medizinischen Diagnose ist wohl häufig ein Grund, warum sich Paare erst nach einer relativ langen Zeit des vergeblichen

»Versuchens« an einen Fachmann wenden. Dabei spielen zwei Motive eine wichtige Rolle: zum einen, nicht selber als Verursacher geoutet zu werden, und zum anderen, den Partner davor zu schützen, möglicher Verursacher zu sein. Es wird so getan, als könne man die Kinderlosigkeit dann eher einer höheren Macht oder dem Schicksal anlasten und müsse sich nicht mit eigenen vermeintlichen Unzulänglichkeiten bzw. Unzulänglichkeiten des Partners befassen. Auch soll es als Schutz vor Schuldzuweisungen dienen, nach dem Motto: Solange nicht klar ist, an wem es liegt, können auch keine Schuldzuweisungen vorgenommen werden.

In den ersten Jahren meiner therapeutischen Tätigkeit hatte ich ein Paar in Behandlung, die eine künstliche Befruchtung durchführen ließen. Lange bevor ich auch nur eine Idee davon hatte, dass ich mich eines Tages näher mit diesem Thema beschäftigen sollte, bekam ich die Auswirkungen der Schuldzuschreibungen sehr deutlich vor Augen geführt: Nach einiger Zeit unerfüllten Kinderwunsches stellte sich aufseiten des Mannes eine Zeugungsunfähigkeit heraus – eine Tatsache, die die Beziehung negativ beeinflusste. Die Frau fühlte sich in einer stärkeren Position, drängte den Mann in die Rolle des Verursachers und spielte diese Karte bei jedem Streit aus. Eine ihrer Hauptaussagen war: »Wärest du nicht, könnte ich problemlos Kinder bekommen.« Anders ausgedrückt: »Ein anderer Mann kann mir etwas bieten, was du mir nicht bieten kannst.« Dieses Argument diente als letzter Schluss, sollte verletzen und machte den Mann mundtot.

Schuld bzw. Unschuld schwingt bei allen Kinderwunschpaaren verdeckt mit. Und das hat durchaus seine Berechtigung und ist eine genauere Auseinandersetzung wert.

Es ist ja so: Wäre die Konstellation in der Beziehung eine andere, wäre dieses Thema mitunter hinfällig. Ein zeugungsunfähiger Mann gepaart mit einer Frau, die selber schon Kinder hat oder ihren Lebensplan ohne Kinder entworfen hat – kein

Problem. Genauso wie ein zeugungsfähiger Mann mit einer unfruchtbaren Frau kein »Kinderthema« haben wird, sollte er schon Kinder haben oder keine wollen.

Nun, so leicht kommen die Paare, die sich in der Kindersprechstunde vorstellen, nicht davon. Es gibt den Kinderwunsch, es gibt biologische Tatsachen und dadurch mindestens einen »Verursacher« (ich wähle diese Bezeichnung ganz ohne Wertung) und meist zwei Betroffene. Und es gibt unterschiedliche emotionale Welten ebenso wie unterschiedliche Umgangsweisen mit der Situation.

Während der Nicht-Verursacher sich unter anderem auch mit dem Gedanken auseinandersetzen muss, dass ein Leben mit Kind für ihn sehr wohl durch Trennung von *diesem* Partner gelebt werden könnte, muss der Verursacher gleich auf zwei Ebenen »kämpfen«: zum einen mit dem eigenen Unvermögen, ein Kind zu zeugen, und zum anderen mit der Schuld, dem Partner nicht die Lebensform bieten zu können, die dieser anstrebt. Dies kann (Verlust-)Ängste und Minderwertigkeitsgefühle auslösen, die in die Beziehung hineinspielen.

Die meisten Paare gehen doch sehr achtsam miteinander um. Das Thema »Schuld« wird kaum offen angesprochen, manifestiert sich aber immer im Umgang der Partner miteinander. Dieser ist – sofern ich es in der Praxis beobachtet habe – meist sehr respekt- und rücksichtsvoll. Die gemeinsame Betroffenheit steht im Vordergrund. Schaut man jedoch genauer hin, versucht der Partner, auf dessen Seite es die Schwierigkeiten gibt, meist einen unbewussten Ausgleich für die entstandenen »Umstände« für den Partner. Ich habe mehrere Dinge beobachten können:

Die einfachste Form, einen Ausgleich herstellen zu wollen, ist der Weg über Geschenke und Aufmerksamkeiten. Eine Klientin erzählte, dass ihr Mann – nach seiner Diagnose der Zeugungsunfähigkeit – ihr jeden Wunsch von den Augen ablese. Er überhäufe sie mit kleinen Geschenken und Aufmerksamkeiten, so als müsse er sich jetzt besonders anstrengen, damit sie bei ihm bleibe. Er sei insgesamt viel duldsamer geworden, und es komme ihr so vor, als traute er sich nicht mehr, etwas von ihr zu fordern. Dieses Verhalten würde ich als eine Form der »Beißhemmung« bezeichnen. Sie äußert sich meist in einer enormen Toleranz den Handlungen und Aussagen des Partners gegenüber bis hin zu dem Statement »Ich könnte es ja sogar verstehen, wenn sie/er fremdgeht« (weil ich ihm/ihr ja etwas nicht bieten kann). Der »Verursacher« macht sich dabei klein – so, als sei er es um seiner selbst willen nicht mehr wert, dass der Partner bei ihm bleibt.

In der Folge wird die Beziehung schwieriger, da das Gegenüber in der Regel nicht mit so viel Toleranz umgehen kann und sie zum Schluss sogar als verletzend empfindet. Die Verletzung rührt daher, dass der »Nichtverursacher« in der Regel keinen Gedanken daran verschwendet, wegen dieser Problemstellung aus der Beziehung auszuscheren. Eine solche Unterstellung schmälert also seine positive Haltung der Beziehung gegenüber und wird zudem als persönlich beleidigend empfunden. Außerdem ist die Ebenbürtigkeit in der Partnerschaft nicht mehr gegeben, da die Partner nicht mehr auf Augenhöhe agieren. Der »Verursacher« macht sich klein und den Betroffenen groß. Ebenbürtigkeit ist aber eine Voraussetzung für eine harmonische Gestaltung einer Beziehung.

Eine weitere Form des nicht konstruktiven Umgangs mit der Thematik unerfüllter Kinderwunsch ist die Ablenkung von der wahren Auseinandersetzung. Dies geschieht, wenn der Verursacher in die Rolle eines »Opfers« schlüpft und dadurch übermäßige Aufmerksamkeit auf sich zieht. Er besetzt damit ein Feld, das korrekterweise – sollte man in Verursacher-/Nichtverursacher-Kategorien denken –, dem »Nichtverursacher« zusteht. Denn dieser muss ja (zugunsten der Beziehung) auf etwas verzichten. Wird die Opferrolle dann noch über Gebühr strapaziert, entwickelt der »Nichtverursacher« Aggressionen dem Partner gegenüber. Das »Opfer« zwingt durch seine Haltung den Partner aber zu besonderer Schonung. Und wird jemand gezwungen, einen anderen besonders zu schonen, bedeutet dies, dass der Umgang miteinander unauthentisch, verkrampft und daher anstrengend wird.

Ein weiterer Umgang mit dem »Schuld-Unschuld-Thema« ist es, so zu tun, als ob nichts wäre. Es scheint das Natürlichste der Welt, sich in einer Kinderwunschsprechstunde wiederzufinden, um ein Kind auf dem Wege der intrauterinen Insemination, IVF oder ICSI zu bekommen. In diesem Fall wird die Auseinandersetzung mit dem Thema »Was bedeutet diese Diagnose für jeden Einzelnen und für die Beziehung« komplett vermieden. Es wird nicht gewürdigt, was der »nichtverursachende Partner« dem »verursachenden Partner« zuliebe leistet, ebenso wenig, wie beachtet wird, wie sich der Verursacher in der Beziehung fühlt. Es wird so getan, als gäbe es dieses Thema nicht, und der Fokus wird auf den Aktionismus und auf die zu erwartende Schwangerschaft gerichtet. Das kann gut gehen – kann aber spätestens im Falle einer nicht eintretenden Schwangerschaft auch zu massiven Problemen in der Beziehung führen.

Ein weiteres Ungleichgewicht entsteht, wenn der Partner mit der medizinischen Diagnose der Zeugungsunfähigkeit bzw. Unfruchtbarkeit alleine gelassen wird. Es wird nicht offen in Schuld oder Unschuld gedacht, sondern eher: »Mach etwas daran, ich halte mich so lange raus.« Das Thema wird in diesem Fall aus der Beziehung ausgelagert und mutiert zur Baustelle eines Einzelnen. Es wird nicht besprochen, was es für das Paar bedeutet, dass auf natürlichem Wege kein Kind gezeugt werden kann. Der betroffene Partner kann sich alleine Gedanken machen und alles Nötige veranlassen, der andere erscheint dann nur zu den angegebenen Terminen.

Jetzt haben wir viel über Verursacher und Nichtverursacher gesprochen, ohne dabei auf die unterschiedlichen Formen der Verarbeitung einer solchen Situation an sich einzugehen.

Unfruchtbar – zeugungsunfähig – und doch handlungsfähig

Ein Betroffener:

»Als mir der Urologe das Ergebnis des Spermiogramms mit-
teilte, war ich schockiert. Ich konnte anfänglich gar nicht
mehr denken. Was bedeutet das? Ich konnte es nicht fassen.
Mein nächster Gedanke war: Ich kann nicht bei meiner Frau
bleiben, weil ich ihr diesen Wunsch nach Kindern – der mir
so groß erschien – nicht erfüllen kann. Es wäre besser, wenn
sie sich einen anderen sucht, einen, mit dem sie Kinder haben
kann.«

Typischerweise steht die Unsicherheit im Vordergrund. Es wird
so getan, als ob Zeugungsfähigkeit oder Fruchtbarkeit das Maß
aller Dinge sei. Es findet eine Fokussierung auf die gerade di-
agnostizierte »Unfähigkeit« statt, alles andere verschwindet
im Hintergrund. Es entsteht ein Gefühl, die Angelegenheit
nicht mehr selber steuern zu können, einem so nicht gewollten
Schicksal ausgeliefert, auf die Hilfe von außen angewiesen zu
sein. Dieses Gefühl hat sicherlich seine Berechtigung, da es einen Teil der erlebten Wirklichkeit widerspiegelt. Aber eben nur
einen Teil!

Der andere Teil der Wirklichkeit sieht anders aus. Sie und
Ihr Partner bestimmen immer noch das Vorgehen. Sie geben
die Richtung vor, der alle in die Kinderwunschbehandlung involvierten Personen folgen. Es gibt sicherlich irgendwann einen
limitierenden Faktor. Dieser ist aber nicht – wie man sich so
häufig vormacht – der Ratschlag des Arztes, die Meinung von
Außenstehenden, die »Vernunft« oder die Haltung der Krankenkassen, sondern schlicht und ergreifend Ihre finanziellen
Mittel – so unschön diese Tatsache zunächst klingen mag. Dieser
Gedanke befreit häufig, da er vor Augen führt, dass Sie vorerst

die Steuerung haben. Sie können entscheiden – falls von medizinischer und emotionaler Seite nichts dagegen spricht –, wie viele Versuche Sie zu welchem Zeitpunkt unternehmen wollen.

Ich habe einige Patientenpaare erlebt, die ihr Erspartes, Lebensversicherungen oder Erbe in die Kinderwunschbehandlung investiert haben. Nun könnte man eine Diskussion vom Zaun brechen, ob das der »richtige« Weg ist – doch meines Erachtens steht Außenstehenden keine Wertung über »richtig« oder »falsch« zu. Die Situation kann von Unbeteiligten nicht in ihrer vollen Bedeutung für die Frau oder das Paar nachvollzogen werden – sodass eine Meinung darüber, was »vernünftig« wäre, deplatziert ist. Wenn der Wunsch einem Paar so wichtig erscheint, dass es dafür alle finanziellen Mittel einsetzt, so ist dies für das Paar aus der Situation heraus betrachtet sicherlich logisch und legitim. Wenn es zu dem Punkt kommt, dass alles Machbare auf dem Weg zur Verwirklichung des Kinderwunsches umgesetzt worden ist, ist die Verarbeitung eines Misserfolgs sicherlich leichter, als sich lebenslang mit einem »Hätte« oder »Wenn« herumzuschlagen. Es bleibt dabei: Das Paar entscheidet, da es um dessen Erfüllung eines Lebenswunsches geht.

Was ist »richtig«?

Es gibt medizinische Ratschläge, was »richtig« ist, es gibt Meinungen von Eltern, Freunden, Kollegen über »richtig«, es gibt Vorstellungen von »richtig«, mit denen Sie aufgewachsen sind, doch was davon ist für Sie »richtig«?

Richtig ist das, womit Sie (!) kurz-, mittel- und langfristig leben können. Was für die eine Frau (das eine Paar) richtig sein kann, kann für andere gar nicht in Betracht kommen. Es ist auch völlig unerheblich, wie andere mit der Situation des unerfüllten Kinderwunsches umgehen – entscheidend ist, womit Sie leben können. Kein anderer wird Ihr Leben leben müssen, keinem an-

deren können Sie die Verantwortung für Ihr Wohlergehen übertragen. Also ist alles »richtig«, was sich für Sie und Ihren Partner
aus heutiger Sicht mit dem heutigen Wissen gut anfühlt.

Wenn Sie der Meinung sind, dass ein Eingriff von außen auf
dem Weg zur Schwangerschaft nicht in Ordnung ist – dann ist
dies so. Wenn Sie der Meinung sind, dass nur ein einziger Versuch der künstlichen Befruchtung gemacht werden soll – dann
ist dies so. Wenn Sie sich entscheiden (und es sich leisten können), 7 Versuche zu machen – dann ist dies so. Sie entscheiden.
Holen Sie sich die Unterstützung, die Sie brauchen. Eine Klientin sagte mal: »Ich suche mir jetzt mein Kompetenzteam aus«,
und meinte eine Reihe von Menschen, die sie auf dem Weg zum
Wunschkind begleiten und betreuen. Der Vorteil dieser Haltung
ist, dass Sie nicht ins »Leiden« verfallen. Wenn Sie die aktive
Rolle ausfüllen, wird es auch leichter, Misserfolge anzuerkennen
und diese zu verarbeiten.

Achtung Tunnelblick!

Es ist nicht von der Hand zu weisen, dass während einer Kinderwunschbehandlung üblicherweise so etwas wie ein »Tunnelblick« entsteht. Alles, was das Leben schön und lebenswert
macht, wird ausgeblendet. Am Ende des Tunnels steht als ein-
zig erstrebenswertes Ziel das ersehnte Wunschkind. Einerseits
brauchen Sie diese Motivation, um Schritt für Schritt durch die
Behandlung zu gehen. Andererseits ist dieser Tunnelblick jedoch der Auslöser für viel Leid, das Sie sich selber zufügen.

Eine Klientin erzählte mir von den vielen erfolglosen Versuchen künstlicher Befruchtung, ihrer Angst, dass es nie klappen
könnte, ihrem Rückzug vom aktiven Leben und ihrer Trauer.
Auf meine Frage hin, wie es denn ihrem Mann mit der Situation
ergehe, schaute sie mich lange Augenblicke verwirrt an. Jetzt
erst schien sie zu realisieren, dass sie ja noch einen Partner und

ein Leben außerhalb dieses Tunnels hatte, in dem sie sich selber gefangen hielt.

Tückisch an diesem Tunnel ist, dass man innerlich so tut, als wäre alles andere nichtig und nicht lebenswert. Die Frauen konzentrieren sich auf ein »Nicht« – etwas, was sie *nicht* bekommen, obwohl sie es sich so sehr wünschen. Ich nenne es immer das »Nicht-Kind«. Die Erkenntnis, dass das Ausmaß des Leidens bei Frauen, die bereits ein Kind haben und sich ein zweites wünschen, genauso groß ist wie bei Frauen, die auf das erste Wunschkind warten, hat mich sehr erstaunt und in meiner Annahme bestätigt, dass es tatsächlich weniger um das Kind an sich geht, sondern dass vielmehr das Erleben der Ohnmacht, eine Wunscherfüllung nicht eigenständig und aktiv steuern zu können, in diesen Tunnel hineinführt.

Das »Nicht-Kind« verdrängt somit alles Positive aus dem Erleben der Frau, was viele Veränderungen mit sich bringt – auch in der Wahrnehmung des Partners. Sofern frau diesen überhaupt noch im Blick hat, fühlt sie sich in der Regel schon allein dadurch von ihm alleine gelassen, dass er diesem »Nicht-Kind« weniger Raum gibt als sie. Die betroffenen Männer gehen anders mit der Kinderlosigkeit um als ihre Frauen. Sie reden weniger darüber, lenken sich mehr ab, sodass dieses Thema für sie tatsächlich nur aktuell ist, wenn sie darüber nachdenken (wollen). Der Mann merkt aber durch das Leiden seiner Partnerin unter der Situation, dass auch seine Position innerhalb der Beziehung eine andere geworden ist. Ihm wird signalisiert: »Du reichst mir nicht mehr, um glücklich zu werden.« Mit anzusehen, dass die Frau leidet und man selber nichts dagegen tun kann, ist hart für den Partner. Es bringt gleichzeitig die Einsicht mit sich, dass die eigene Liebe, die zum Zeitpunkt der Hochzeit ja offensichtlich ausreichend war, um die Frau glücklich zu machen, keinen Wert mehr hat.

Zum anderen fühlen sich viele Männer zum »Samenspender« degradiert. Sexualität wird vornehmlich (von der Frau) nicht mehr als Ausdruck von Liebe gesehen, sondern als unabdingbare Notwendigkeit auf dem Weg zur Erfüllung des Kinderwunsches. So findet der Geschlechtsverkehr häufig nicht mehr spontan statt, sondern nach »Kalender und Uhrzeit« – wie es ein Mann einmal treffend zusammengefasst hat. Dies hat meist zur Folge, dass Sexualität zu einem zusätzlichen Problemthema wird – was ja eigentlich nicht zwingend nötig wäre, da der unerfüllte Kinderwunsch unabhängig neben einer immer noch gut funktionierenden Sexualität stehen könnte. Nimmt man aber Sexualität als eine Kommunikationsmöglichkeit zwischen zwei Menschen, wird auch auf dieser Ebene ausgedrückt: »Etwas stimmt nicht mehr.«

Kleiner Exkurs

Wenn Sie als Frau sich ein wenig Zeit nehmen, um sich zu erinnern: Sie haben Ihren Mann geheiratet, weil Sie mit ihm (!) glücklich waren und weil Sie sich vorstellen konnten, mit ihm (!) alt zu werden. Es war doch kein Nachsatz dahinter, der in etwa lautete: »Also, heute bin ich glücklich mit dir, aber morgen wirst du mir nicht mehr ausreichen, da ich nur an einem gemeinsamen Kind interessiert bin, zu dem du mir verhelfen sollst.« War es so? Wohl kaum. Wie geht es Ihrem Mann? Hat er Sie geheiratet, weil er Sie in der Hauptsache als Mutter seiner Kinder ausgesucht hat? Idealerweise nicht. Sexualität war einmal der Ausdruck von Liebe, und ein Kind wäre die Krone dieser Liebe gewesen. Doch nun schielt jeder auf die Krone, was ist mit der Liebe?

Sich wieder auf die Liebe und auf das Glück, das Sie einmal miteinander empfunden haben, zu konzentrieren wäre das Ende des Tunnelblicks. Und die Öffnung des Tunnels bedeutet gleichzeitig einen anderen Umgang mit der Trauer um etwas, was Ihnen das Leben derzeit nicht gewährt. Und es macht Sie wieder freier und leichter. Und wenn Sie sich leichter und glücklicher fühlen, ändern sich auch die physiologischen Reaktionen Ihres Körpers.

Es ist generell so, dass Sie Ihre Stimmungen über den Inhalt Ihrer Gedanken selbst steuern können. Dies können Sie in einem kurzen Experiment feststellen: Denken Sie ca. fünf Minuten ganz intensiv an etwas, was Sie traurig macht. Wie geht es Ihnen nach dieser kurzen Zeit? Wie ist Ihre Körperhaltung, wie hat sich Ihre Mimik verändert? Nun denken Sie genauso lange und intensiv an etwas, dass Ihnen Freude bereitet. Wie fühlen Sie sich nach diesen Gedanken?

Andere Herangehensweise: Sie setzen ein freundliches Lächeln auf und denken an etwas, das Sie traurig oder sehr wütend macht. Geht das, während sie freundlich lächeln?

Was bedeutet das?

Auswirkungen von emotionalem Stress auf den Körper

Frauen, die mit Männern verheiratet sind, die lieber Fußball schauen oder Karten spielen, als mit ihnen spazieren zu gehen, leiden häufiger an grippalen Infekten, Magenverstimmungen und Blasenentzündungen. Bei Männern, die sich von ihrer Partnerin geliebt fühlen, ist die Herzinfarktrate um 50 % niedriger – selbst wenn Cholesterin und Blutdruck erhöht sind. Geschiedene und verwitwete Menschen erkranken häufiger an Herzleiden, Diabetes und Krebs. Patienten erholen sich nach einer Gallenblasenoperation schneller, wenn sie aus ihrem Zimmer heraus in einen Park sehen anstatt auf einen Parkplatz. Der Placeboeffekt ist weithin bekannt. Hält eine Person ein Medikament für wirksam, tritt die Heilung entsprechend ein, obwohl ein Placebo verabreicht wurde. Fügt man den Probanden in einem Versuch münzgroße oberflächliche Wunden am Arm zu, verheilen diese schneller, wenn das Paar während eines Streits konstruktiv oder harmonisch miteinander umgeht. Bei Paaren, die destruktiv und verletzend streiten, heilen die Wunden langsamer, feindliche Erreger können nicht so gut bekämpft werden und Entzündungsfaktoren im Blut sind sogar noch am Morgen nach dem Streit nachweisbar. Soweit nur einige gesicherte wissenschaftliche Erkenntnisse.

Es ist allgemein bekannt und anerkannt, dass Stress – wodurch er auch immer ausgelöst sein mag – eine Menge negativer körperlicher Veränderungen nach sich zieht. In Zeiten, in denen der Körper sich in irgendeiner Form bedroht fühlt, zieht er als einfachste Stressreaktion das Blut in die Körperbereiche, wo er es vermeintlich braucht: in die überlebenswichtigen Organe. Sind die Sexualorgane überlebenswichtig? In gewisser Weise schon – aber bei der Frage nach Flucht oder Kampf wohl kaum. Sie kennen sicherlich die eine oder andere Freundin, die sich darüber beklagt, dass der Partner in Zeiten von beruflichem Stress keine Lust auf Sex hat.

Und was hat das Ganze jetzt mit der ausbleibenden Schwangerschaft zu tun? Ganz einfach: Versetzen Sie den Körper einer Frau in eine Flucht-oder-Kampf-Haltung, zieht er die Durchblutung unter anderem auch von der Gebärmutter ab. Und – wo brauchen Sie eine gute Durchblutung, wenn Sie schwanger werden wollen? Eben da!

Haben Sie Stress? Tolle Frage – wer kann diese schon mit »nein« beantworten. In der Welt, in der wir leben, mit den vielfältigen Anforderungen, die wir bewältigen müssen, wäre es ein Wunder, wenn Sie »nein« sagen würden. Externe Stressauslöser gibt es zuhauf. Aus meiner Erfahrung haben die Frauen, die sich in der Kinderwunschsprechstunde vorstellen, aber weniger externe Stressauslöser, sondern eher solche, die im eigenen Kopf produziert werden. Der Stress, den sie sich machen, wird zum einen dadurch aufrechterhalten, dass sie das Positive aus ihrer Wahrnehmung ausgeschlossen haben, zum anderen dadurch, dass sie sich der Situation ausgeliefert fühlen.

Doch bevor wir weitergehen, nachfolgend ein paar Denk-anstöße:

- Welche Haltung hat Ihr Partner zur Kinderwunschbehandlung?
- Welche Meinung hat er zum behandelnden Arzt?
- Wie gehen Sie mit der Diagnose »Sterilität« um?
- Ist Schuld ein Thema innerhalb Ihrer Beziehung? Wie wird damit umgegangen?
- Was ist Ihrer Meinung nach eine stimmige Vorgehensweise auf dem Weg zum Kinderwunsch?
- Was ist die Meinung Ihres Partners zur geplanten Vorgehens-weise?
- Wie gehen Sie mit unterschiedlichen Meinungen bezüglich der Kinderwunschbehandlung um?
- Sind Sie noch offen für Argumente Ihres Partners?

Hypnose

Als ich anfing, mich mit dem Thema Kinderwunschbehand-lung zu beschäftigen, fiel mir gleich zu Anfang eine Studie von Dr. Eliahu Levitas vom Sorka University Medical Center in die Hände. Er und seine israelischen Kollegen wiesen nach, dass Frauen, die sich während des Transfers von Embryonen in den Uterus in einem Trancezustand befanden, deutlich häufi-ger schwanger wurden als die Vergleichsgruppe der Frauen, die nicht in Hypnose waren (Verhältnis 50 % zu 30 % Schwanger-schaften).[1] Die Ergebnisse waren vor allem dadurch zu erklären, dass beim Transfer im entspannten Zustand ein Krampfen der Gebärmutter während der Prozedur minimiert werden konnte. Ebenso konnte die Gebärmutter sich danach schneller wieder schließen.

Was aber ist Hypnose und wie kann durch Hypnose die Kin-derwunschbehandlung unterstützt werden? Am besten verges-sen Sie alles, was Sie von Bühnenshows oder aus den Medien über Hypnose erfahren haben. Die klinische Hypnose unterscheidet sich in den körperlich angeregten Vorgängen sowie in der Zielsetzung dramatisch davon.

Hypnose ist eine Methode der Tiefenentspannung, die psychisch und physisch entkrampft. Klinisch setzt man Hypnose ein, um eine Heilung zu beschleunigen und zu unterstützen.

Hypnose wird vom griechischen Wort *hypnos* hergeleitet und bedeutet »Schlaf«. Der Zustand ist aber nur äußerlich und vom subjektiven Erleben mit dem des Schlafes vergleichbar – äußerlich, da doch häufig die Augen geschlossen sind und es für Laien so aussieht, als würde die in Trance versetzte Person schlafen. Dabei zeigt die hypnotisierte Person ganz viele körperliche Reaktionen, die dem Hypnotiseur als Leitfaden dienen. Auch vom subjektiven Empfinden her hat eine tiefe Trance Ähnlichkeit mit dem Schlaf.

Dass es jedoch ein ganz und gar anderer körperlicher Zustand ist als der während des Schlafens, zeigen die Aktivitätsmessungen des Gehirns während der Trance. In Hypnose arbeitet das Gehirn in Alpha- und Thetawellen (Wellenformen der im EEG gemessenen Hirnströme), deren Kombination das Gehirn in einen einerseits sehr entspannten, andererseits aber hellwachen und kreativen Modus versetzt. Dabei ist eine Hirnregion, der Precuneus, besonders aktiv. Diese Region ist für die Reflexion der eigenen Handlungen zuständig.

Hypnose nennt man dabei das Verfahren, Trance den Zustand, in dem sich der Körper befindet. Trance ist ein natürlicher Zustand des Körpers, der dadurch gekennzeichnet ist, dass die Aufmerksamkeit von etwas weg zu etwas anderem hin gelenkt wird. Im Alltag gibt es dafür viele Beispiele, die jeder von uns gut kennt:

Sie sind z. B. in etwas vertieft und merken nicht, wie schnell die Zeit vergangen ist (veränderte Zeitwahrnehmung ist ein Indikator für einen Trancezustand). Das Gleiche gilt, wenn Sie auf etwas warten oder etwas sehr langweilig ist. Dann kommt Ihnen die Zeit merkwürdig lange vor. Oder Sie schalten die Wahrnehmung einzelner Körperteile »ab«. So nehmen Sie ihre Fußsohlen in dem Augenblick wieder bewusst wahr, in dem ich Sie jetzt daran erinnere. Auch kann das Gehirn sich maximal 45 Minuten auf etwas konzentrieren. Danach sucht es sich eine Auszeit. Wenn Sie lesen oder etwas lernen, fällt Ihnen dann auf, dass Sie für eine Zeit alles doppelt und dreifach lesen müssen, um es zu behalten.

Diesen Zustand erleben Sie typischerweise kurz vor dem Einschlafen. Das Denken ist bildlich geworden, der Körper entspannt, Geräusche von außen werden verzerrt oder gar nicht mehr bemerkt.

Diese veränderte »Wellenlage« des Gehirns bringt noch andere positive Effekte mit sich: Der innere Zensor tritt in den Hintergrund (was nichts weiter bedeutet, als dass alle Ideen zugelassen werden und nicht nur die, die der Zensor selber für »gut« erachtet), d. h., dass die Spannbreite an möglichen Erklärungen oder Lösungen eines Problems unendlich viel breiter wird. Körperliche Funktionen können fokussiert und willentlich verändert werden. Äußere Geräusche treten in den Hintergrund oder werden zum Teil gar nicht mehr bewusst wahrgenommen.

Ein Trancezustand wird während der Therapie gewollt herbeigeführt, um auf einer anderen Ebene arbeiten zu können. Da das Bewusstsein all die Erfahrungen, Werte und Verbote mitschleppt, die Sie im Laufe Ihres Lebens zusammengesammelt haben, kann es manchmal den Korridor zu einer Lösung hin verengen. Manche Gedanken können gar nicht angedacht oder zu Ende gedacht werden, da sie die Hürde dessen, was gedacht werden darf, nicht überspringen. In einem Trancezustand ist Ihr Geist viel freier. Er kann auch da suchen, wo ihm das Bewusstsein den Zugang verwehrt. Zudem ist der Zugang zu Gefühlen viel direkter, und eine Erkenntnis, die in diesem Zustand reift, hat nicht nur einen gedanklichen Aspekt, sondern immer auch einen emotionalen. Dadurch wird sie viel eindrücklicher und mitunter auch stabiler. In eine Therapie eingebettet kann man Hypnose als eine Art »Turbo« betrachten. Sie beschleunigt.

Das Interessante an einem Trancezustand sind auch die Möglichkeiten, Körperfunktionen kontrollieren zu können. Es ist erwiesen, dass Wunden besser und schneller heilen und auch die postoperativen Schmerzen sowie der Blutverlust nach einem zahnmedizinischen Eingriff unter Hypnose besser sind als der gleiche Eingriff unter Betäubungsmitteln. Immer wieder hört man Geschichten aus Asien, die davon berichten, dass ganze Operationen unter Hypnose erfolgreich durchgeführt werden.

Ein bekanntes Experiment ist folgendes: Eine Versuchsperson wurde mittels körperlicher Bewegung in einen Trancezustand versetzt (sie musste auf einem Heimtrainer Fahrrad fahren). Als sie die gewünschte Trancetiefe erreicht hatte, legte man ihr einen Holzbleistift in die Handinnenfläche, sagte ihr aber, dass es eine glühend heiße Münze sei. Aus Reflex schleuderte die Versuchsperson die »heiße Münze« weg und bekam im Anschluss daran eine Brandblase in der Größe der imaginären Münze – von einem Holzbleistift wohlgemerkt.

So kann man mittels Hypnosetechniken lernen, Schmerzen zu kontrollieren, Tinnitus in den Hintergrund treten zu lassen, die Funktion von Organen zu beeinflussen oder Wahrnehmungen zu verändern.

Einen eindrucksvollen Erfolg verbuchte einst eine Patientin, die unter wiederkehrenden Zysten litt, welche operativ entfernt wurden. Der nächste OP-Termin stand in drei Wochen an. Wir starteten einen Versuch und erarbeiteten ein Bild, wie sie sich die Zysten vorstellte und was ihrer Vorstellung nach geschehen musste, damit die Zysten kleiner werden. Sie nahm sich jeden Tag vor dem Einschlafen die Zeit und arbeitete mit dem Bild eines mit Wasser gefüllten Luftballons, der täglich ein wenig mehr Flüssigkeit verlor. Nach drei Wochen ging sie zur Voruntersuchung ins Krankenhaus und der untersuchende Arzt war sehr verwundert, da er keine Zyste mehr fand, die er hätte entfernen können.

Ist Hypnose einfach zu erlernen?

Ja, ist sie – wenn man folgende Punkte bedenkt:

Der Trancezustand ist eine veränderte Form der Fokussierung von etwas weg zu etwas hin, von außen nach innen. Dabei sollten Sie zum Thema Kommunikation bedenken, dass wir in Bildern und Metaphern denken, sodass Verneinungen nicht »entziffert« werden können. Wenn Sie z. B. die Aussage »Lauf nicht über die Straße!« wählen, entsteht augenblicklich das innere Bild einer Straße, über die man läuft. Und jetzt müssten Sie dieses Bild streichen, denn derjenige soll ja nicht (!) laufen. Eindeutiger wäre die Aussage »Bleib am Straßenrand stehen!«. Das innere Bild wäre ein Straßenrand, an dem man anhält. Sie wollen das Gleiche erreichen, mit der zweiten Aussage erreichen Sie es aber zuverlässiger. Diejenigen, die einen Hund besitzen, können diesen Mechanismus ausprobieren. Sagen Sie dem Hund »Sitz nicht!« – was macht Ihr braver Hund? Das, was er verstanden hat: »Sitz!«.

Es gibt keine inneren Bilder, die gestrichen werden können, da Bilder eindeutig und positiv sind. Das Gezeigte ist gleichzeitig das Verstandene. In die Praxis kommen häufig Frauen, die sagen: »Ich wollte nie so werden wie meine Mutter – (und jetzt kommt der entscheidende Nachsatz:) und bin aber genauso geworden.« Das Unbewusste macht da keine Fehler. Da diese Frauen lebenslang damit zugebracht haben, die Mutter und ihr Verhalten vor ihr inneres Auge zu holen, hat es somit eine glasklare Ansage bekommen: Ich will so werden wie meine Mutter. Und da das Unbewusste gerne bereit ist, das zu tun, was man so inständig möchte, befolgt es natürlich die Ansage.

Sie können die Bereitschaft des Unbewussten, das zu tun, was Sie gerne möchten, einmal kurz ausprobieren: Nehmen Sie

sich vor, dass Ihre Hände warm werden. Mit der alleinigen Vorstellung »Hände, werdet warm« werden nur diejenigen erfolgreich sein, die geübt in autogenem Training oder Meditation
sind. Alle anderen werden leichter zum Ziel kommen, wenn
sie sich ein Bild, eine Erinnerung von warmen Händen suchen.
Über dieses Bild schafft es Ihr Körper, den Wunschzustand her-
zustellen.

Gedanken und körperliche Empfindungen sind eng miteinander vernetzt und beeinflussen sich gegenseitig. Da aber der
Teil des Gehirns, der für das Abrufen von Emotionen zuständig
ist, weder ein Gefühl für zeitliche Zusammenhänge noch eigen-
ständige »Augen« hat, muss er sich auf das verlassen, was er an
Informationen über den Weg der Gedanken bekommt.

Nun gehen Sie einen Schritt weiter: Sie wollen ein Kind haben und beschäftigen sich mit lauter negativen Dingen, die auf
dem Weg zum Kind schiefgehen können. Was hat dies für einen
Effekt? Sie kreieren und rufen ständig die falschen Bilder ab. Der
Teil, der die Emotionen steuert, bekommt also die permanente
Information »Bedrohung«, was zu Stress führt – mental sowie
körperlich –, denn das Gehirn kann den Ort der »Bedrohung«
ja nicht ausmachen.

In diesem Zusammenhang möchte ich ein Wort über die
zahlreichen Internetforen verlieren, auf denen sich viele Frauen,
die sich in der Kinderwunschbehandlung befinden, tummeln
und gegenseitig Ratschläge geben. Fragen Sie sich einmal ernsthaft, was diese Foren bringen: Machen Sie Ihnen Mut? Lassen
sie Leichtigkeit und Freude aufkommen? Aus meiner Erfahrung eindeutig nein, wenn Sie nicht ärztlich kompetent betreut werden. Sie verunsichern und schlimmer noch, sie pro-
duzieren Angst und Zweifel. Denn da sie ja häufig von Frauen
genutzt werden, bei denen die Kinderwunschbehandlungen
nicht zu dem gewünschten positiven Ende geführt haben, lassen sie Bilder entstehen, was alles schiefgehen kann oder erst
gar nicht eintritt, nämlich eine Schwangerschaft. Wenn Sie fest

daran glauben, dass es sowieso nicht funktionieren kann, wieso sollte Ihr Unbewusstes dann das Gegenteil Ihrer Überzeugung tun?

In die gleiche Richtung geht das ständige Bemühen von Statistiken. So und so viel Prozent der Frauen werden bei Durchführung von diesen und jenen Methoden schwanger. Gut, das mag so sein. Aber was sagt es über Ihren ganz konkreten Fall aus? Was sind Statistiken außer allgemein errechneten Wahrscheinlichkeiten?

Lange Rede, kurzer Sinn: Die Art Ihres Denkens, die Dinge, mit denen Sie sich beschäftigen, haben Einfluss auf Ihr Gefühl und dieses wiederum hat Einfluss auf körperliche Vorgänge (und wie groß dieser Einfluss ist, wissen wir spätestens, seit wir den Placeboeffekt kennen) – was nicht gleichbedeutend ist mit »Wenn es mir gut geht, werde ich schwanger«. So weit können Sie nicht gehen. Sie können allerdings über einen positiven Umgang mit dem Thema dem Körper freie Hand lassen und durch gezielte Übungen die körperlichen Voraussetzungen zur Vorbereitung einer Schwangerschaft optimieren. Die Zeit, die vergeht, bleibt die Gleiche – ändern können Sie aber, wie Sie sich während dieser Zeit fühlen.

Wenn man sich nun vor Augen führt, dass der Trancezustand nichts weiter ist als eine Form tiefer Entspannung gepaart mit einer positiven Suggestion, wird deutlich, warum diese Methode funktioniert. Der Körper und somit die Gebärmutter werden optimal durchblutet, und der Kopf kreiert eine positive Haltung zu dem Geschehen. Angst und Zweifel, die eine Verspannung oder während des Transfers eine Verkrampfung mit sich bringen, haben in dieser Situation keinen Raum.

Wie können Sie nun dieses Wissen für sich nutzen?

Mit der medizinischen Behandlung beginnt eine sehr »technisierte« Zeit für Ihren Körper. Während dieser notwendigen medizinischen Maßnahmen, die ausschließlich auf die Übernahme der Steuerung körperlicher Vorgänge ausgerichtet sind, bleibt Ihr »Seelchen« außen vor. Das Erleben einer Trennung von Körper und Geist – das spätestens mit der Erfahrung der nicht eintreten wollenden Schwangerschaft aufgetaucht ist – wird zusätzlich verstärkt. Der Gegenpol zur Steuerung von außen ist die Besinnung nach innen. Hypnose hilft dabei, Körper und Geist wieder zusammenzuführen.

Hypnose versetzt Ihren Körper in einen entspannten Zustand und erleichtert Ihnen, ihm Bilder der Richtung vorzugeben, in die Sie gehen wollen. Körper und Geist arbeiten ganz nebenbei in diesem Entspannungszustand wieder zusammen. Es gibt nämlich so etwas wie eine Trancelogik: die Bereitschaft des Körpers, das umzusetzen, was ihm (mittels Bildern) in entspanntem Zustand vermittelt wird.

Wichtig ist zu wissen, dass es bei der Wahl der Bilder, die Sie benutzen, kein »richtig« oder falsch« gibt, solange die gewählten Bilder positiv sind. Es ist ganz gleich, ob Sie sich eine Eizelle medizinisch korrekt vorstellen. Der Körper arbeitet mit Ihrer Vorstellung der Eizelle und weiß, was gemeint ist. So können Sie sich – um bei dem Beispiel einer Eizelle zu bleiben – diese als kleines Kügelchen vorstellen, das immer größer wird oder als einen Ballon, der jeden Tag ein wenig mehr Luft in sich aufnimmt etc.

Alternativ zu Bildern können Sie Ihre Erfahrung bemühen. Es reicht häufig, den Körper daran zu erinnern, wie es ist, z. B. entspannt zu sein. Auch die Trennung zwischen Bewusstsein und Unterbewusstsein können Sie sich – wenn Sie geübt sind – zunutze machen, indem Sie Ihr Unbewusstes bitten, sich daran zu erinnern, wie es ist, in Trance zu gehen.

Hier eine kurze Anleitung zur Selbsthypnose mit einigen positiven Bildern als Anregung:

Allgemeines Bild
Übung 1a): Entspannung mit geöffneten Augen

Setzen Sie sich bequem hin und suchen Sie sich einen Punkt im Raum, den Sie beobachten wollen – am besten in der oberen Hälfte der Raummitte. Sie machen für den Moment also nichts weiter, als diesen Punkt anzusehen und wahrzunehmen, was sich verändert, während Sie diesen Punkt ansehen. Sie werden bemerken, dass sich Ihre Atmung nach und nach verändern wird, dass der Punkt, auf den Sie sehen, sich nach und nach verändern wird, dass er einmal schärfer, einmal weniger scharf erscheint. Sie werden auch bemerken, dass es, je länger Sie ihn beobachten, schwieriger werden wird, ihn zu fokussieren, da Ihre Augen der Versuchung widerstehen müssen, sich einem anderen Punkt zuzuwenden. Zudem werden die Augenlider nach und nach immer schwerer werden und der Wunsch, die Augen zu schließen, wird immer größer. Sie werden bemerken, dass Sie beginnen, die Geräusche in der Umgebung anders zu hören. Der Klang Ihrer Gedanken wird nach und nach alle äußeren Geräusche übertönen. Sie werden eine Veränderung in der Art Ihrer Wahrnehmung und Ihres Denkens bemerken. Beobachten Sie einfach diese Veränderung neugierig. Beobachten Sie, wie sich Ihr Körper anfühlt, wie sich diese veränderte Art des Denkens anfühlt. Lassen Sie für eine Zeit alles, was von außen kommt, an sich vorbeiziehen und genießen Sie diese neue Erfahrung.

Wenn Sie diese Veränderungen bemerkt haben, dann lösen Sie sich von dem Punkt und orientieren sich wieder in den gesamten Raum.

Übung 1b): Entspannung über Geräuschwahrnehmung

Legen Sie sich bequem hin oder suchen Sie sich eine bequeme Sitzposition, je nachdem, wonach Ihnen ist. Schließen Sie nun die Augen. Beginnen Sie nun damit, alle Geräusche, die aus Ihrer Umgebung kommen, zu benennen und bewusst wahrzunehmen. Verfolgen Sie jedes einzelne Geräusch bis hin zu seiner Quelle. Und stellen Sie sich vor, dass mit jedem Geräusch, das von außen an Ihr Ohr dringt, Ihre Entspannung wächst. So, als wandelten sich die Schallwellen, sobald sie auf Ihr Trommelfell treffen, in Entspannungswellen um, sodass alle Geräusche, die von außen kommen, willkommen sind, da sie Ihre Entspannung vertiefen.

Verfolgen Sie diese Entspannungswellen, wie sie durch Ihren Körper wandern. Beginnen Sie am Kopf und verfolgen Sie die Entspannungswellen auf dem Weg durch Ihren Körper. Wenn Sie das Gefühl haben, schön entspannt zu sein, stellen Sie sich nun das Gegenteil vor. Jedes Geräusch, das an Ihr Ohr dringt, macht Sie wieder ein wenig wacher. Sie orientieren sich mit jedem Geräusch mehr in Raum und Zeit, und wenn Sie das Gefühl haben, wieder vollständig orientiert zu sein, öffnen Sie die Augen.

Übung 1c): Entspannung über Visualisierung
Setzen oder legen Sie sich wieder bequem hin und schließen Sie die Augen. Achten Sie darauf, dass Sie bequem liegen oder sitzen. Lassen Sie nun vor Ihrem inneren Auge das Bild einer Treppe entstehen. Die Treppe führt nach unten. Es ist eine schöne und sichere Treppe. Oben an den Treppenstufen stehen Sie, unten an der Treppe wartet ein schönes Gefühl der Entspannung auf Sie. Sie atmen ein und gehen mit jedem Ausatmen eine Stufe tiefer. Stellen Sie sich vor, wie Sie mit jedem Ausatmen ein Stückchen mehr entspannen, dem schönen Gefühl der Entspannung ein bisschen näherkommen. Nehmen Sie sich 15 Atemzüge Zeit und gehen Sie mit jedem Ausatmen eine Stufe tiefer in die Entspannung hinein. Unten angekommen verharren Sie ein wenig in diesem Gefühl, bevor Sie sich umdrehen und die Treppe wieder nach oben gehen. Diesmal werden Sie mit jedem Atemzug wieder ein wenig wacher und orientierter, bis sie wieder ganz oben angekommen, vollständig wach und in Raum und Zeit orientiert sind.

Eine dieser Übungen wird ihnen besonders liegen. Wenn Sie sich für ein paar Tage die Zeit nehmen, diese Übung ein Mal täglich zu machen, wird Ihr Körper ganz schnell lernen, sich zu einem gewünschten Zeitpunkt zu entspannen, d. h., in einen Trancezustand zu gehen. Wenn Sie darin geübt sind, reicht zu Beginn der Übung allein die Erinnerung daran, wie es ist, in Trance zu gehen.

Wenn Sie dies gut beherrschen, können Sie im zweiten Schritt mit dem Bild der Wärme im Bauchraum arbeiten, da Wärme gleichzeitig eine gute Durchblutung der Region, in der

Wärme ist, mit sich bringt. Ziel ist es, eine gute Durchblutung der Gebärmutter zu erreichen.

Übung 2: Wärme

Legen oder setzen Sie sich bequem hin und legen Sie eine oder beide Handflächen auf Ihre Gebärmutter. Entspannen Sie sich bei der Übung (1a, b oder c), die Ihnen am leichtesten fällt.

Wenn Sie einen entspannten Zustand erreicht haben, wenden Sie sich nun aktiv dem Gefühl der Wärme zu, das an der Stelle entstanden ist, an der Ihre Handflächen auf dem Bauch liegen. Nehmen Sie nun nur die Wärme wahr, die sich von Ihren Händen auf Ihren Bauch überträgt. Stellen Sie sich vor, Ihre Hände wären die Sonne, die Ihren Bauch erwärmt. Verstärken Sie das Gefühl der Wärme so weit, wie es Ihnen angenehm ist. Halten Sie das Gefühl der Wärme für eine Zeit aufrecht, bevor Sie sich wieder zurückorientieren, indem Sie z. B. wieder ganz bewusst auf die Geräusche um Sie herum hören. Wenn Sie das Gefühl haben, wieder vollständig orientiert zu sein, öffnen Sie die Augen.

Alternativ zu dem Bild der Sonnen können Sie sich auch eine Wärmflasche vorstellen oder noch besser: ein eigenes Bild von einer Wärmequelle entwickeln.

Übung 3: Im nächsten Schritt können Sie mit folgenden Bildern arbeiten. Diese Bilder sind von mir lediglich ein paar Vorschläge, die hinter Ihren eigenen Vorstellungen zurückstehen. Jedes Bild, das Sie entwickeln, ist besser als das, was ich Ihnen vorschlagen kann – weil es Ihre Form der Arbeit ist.

Dabei versetzten Sie sich in eine leichte Entspannung und nehmen sich immer erst einmal die Zeit, Wärme in Ihrem Bauch entstehen zu lassen, da Wärme gleichbedeutend mit einer guten Durchblutung und Entspannung der Gebärmutter ist. Danach fügen Sie noch ein Bild des Wachstums hinzu, damit Ihr Körper weiß, wo er hin soll.

Ein allgemeines Bild zu Wachstum

Stellen Sie sich das Bild eines Samenkorns vor, das in die Erde eingepflanzt wird. Es verschwindet von der Oberfläche und ohne Ihr bewusstes Zutun nimmt die Natur ihren Lauf. Das Samenkorn beginnt zu keimen, sucht den Weg nach oben, um das wärmende Licht der Sonne zu bekommen. Es entwickelt Wurzeln, die es fest in der Erde verankern und es mit allem nähren, was es braucht, um zu wachsen und gesund zu bleiben. Einmal in Gang gebracht setzt die Natur nach Jahrtausende altem Wissen unaufhörlich ihren Plan um.

Soweit zunächst die Arbeit mit Hypnose.

Ein weiterer schneller und sehr alltagstauglicher Weg, Körper und Geist zusammenzuführen, ist ein tiefer bewusst genommener Atemzug.

Nehmen Sie sich gerade ein wenig Zeit und gönnen Sie sich den Luxus eines tiefen, bewussten Atemzugs, der die Welt um Sie herum für eine kurze Zeit anhält. Nutzen Sie den Raum, der sich Ihnen dadurch bietet, für ein »Update«, indem Sie sich fragen, wie es Ihnen gerade geht – körperlich und psychisch.

Doch wenden wir uns nun wieder den »weltlichen« Dingen zu:

Sexualität im Rahmen der Hormonbehandlung

Von entspannter Sexualität kann erst wieder gesprochen werden, wenn das Thema »Kinderwunsch« abgeschlossen wurde. Bis dahin bleibt Sexualität immer an die (mitunter biologisch völlig unmögliche) Hoffnung geknüpft, doch noch durch ein Wunder auf natürlichem Wege schwanger zu werden. Geschichten von Paaren, bei »denen es nicht geklappt« hat und nach Jahren dann plötzlich doch, gibt es in jedem Bekanntenkreis. Und solange diese Hoffnung auch nur minimal besteht, ist Sexualität auch immer mit Frustration verbunden. Und diese Frustration ist irgendwann nicht mehr vom Partner loszulösen, sodass auf diesem Wege auch eine Menge Unzufriedenheit in die Beziehung mit hineingetragen wird. Den Weg zurück zu der Zeit, als

Sexualität unabhängig von dem dringenden Kinderwunsch und völlig lustgesteuert war, gibt es während dieser Phase offensichtlich nicht. Sexualität ist termingesteuert und zielgerichtet, also weit entfernt von dem, was sie sein sollte.

Der destruktive Umgang miteinander ist daher schon impliziert: Vorwürfe, Kränkungen, sich verweigern. Da dies der Teil einer Phase ist, in dem das Paar Hand in Hand auf die Erfüllung des Kinderwunsches hinarbeiten muss, sind die Partner auch überaus empfindlich und beobachten genau, wie eigene Wünsche umgesetzt und respektiert werden. Diese Erfahrung mit dem Partner wird generalisiert, d. h., ausgehend von den Schwierigkeiten im Bett wird das Bild vom Verhalten des Partners in schwierigen Situationen neu entworfen und in der Beziehung verfestigt. Durch diese Brille werden in der Folge auch andere Situationen gesehen, sodass irgendwann Vorwürfe allgemeiner Art formuliert werden. Das kritische Moment ist hierbei, dass diese Erfahrungen meist die Phase der Kinderwunschbehandlung überdauern – oder der Bruch so groß geworden ist, dass eine liebevolle leidenschaftliche Sexualität nicht mehr ohne Hilfe möglich ist. Sexualität wird zum Gradmesser des Klimas innerhalb der Beziehung. Aggressionen, Verweigerung, ein »Nicht-einverstanden-Sein« mit dem Partner und dessen Vorgehen werden hierüber ausgedrückt.

Es lohnt sich, einmal kurz innezuhalten und zu überlegen, wie auf diesem Gebiet kommuniziert wird – und welche Konsequenzen das für die Beziehung hat. Welche Botschaften empfängt der Partner, wenn Sexualität nicht mehr losgelöst von der Zeugung eines Kindes gelebt werden kann?

Die Aussicht, dass ein Kind nur mit Unterstützung eines Arztes gezeugt werden kann, führt bei einigen Paaren sogar dazu, die Sexualität völlig einschlafen zu lassen. Besonders kontraproduktiv ist dies bei Paaren, bei denen es keine medizinische Erklärung für das Ausbleiben einer Schwangerschaft gibt. Es scheint vielmehr so zu sein, dass bei ihnen die Sexualität völlig in die Arztpraxis ausgelagert wird. Das Paar stellt diese Ebene der Kommunikation gänzlich ein und tut einmütig so, als ob dies die logische Konsequenz seiner Schwierigkeiten sei.

Das Aufgeben der Sexualität hat oft den Hintergrund, Verletzungen und Frustration zu vermeiden. Es gibt dann keine Schuldzuweisungen, und der Hoffnung, doch noch schwanger zu werden, wird jeglicher Nährboden entzogen. Damit »macht das Paar dicht« und vermeidet sowohl die aktive Auseinandersetzung mit dem Thema als auch die daraus folgenden emotionalen Zustände.

Damit kann das Paar konstruktiv umgehen, indem es sich ins Gedächtnis ruft, dass diese Form des körperlichen Umgangs nur auf eine gewisse zeitliche Spanne begrenzt ist. Wichtig hierbei ist, jegliche Szenen und Vorwürfe dem Partner gegenüber zu vermeiden, da das Gesagte in diesem empfindlichen Bereich leider keine kurze Halbwertszeit hat und die Kränkungen noch lange das Vertrauen in den Partner schmälern.

Nehmen Sie sich kurz Zeit und erinnern Sie sich daran, wie es war, als Sie Ihren Partner kennengelernt haben. Welche Rolle spielte damals die Sexualität? Sie diente doch wahrscheinlich nicht primär der Zeugung eines Kindes? Körperlichkeit war in dieser Zeit Ausdruck von Begehren, von Annahme, Zweisamkeit und Liebe. Was hat sich an dieser Rolle verändert? Bei genauem Hinsehen ergibt es also keinen Sinn, sich selbst und dem Partner diese Ebene des »Sich-gegenseitig-Genießens« zu verbieten.

Die Auseinandersetzung mit »künstlicher Befruchtung«: Gründe, die gegen eine Kinderwunschbehandlung sprechen

Abgesehen von den medizinischen Gründen, die sich gegebenenfalls nach gründlichen Untersuchungen ergeben, tun sich viele Paare schwer mit dem Gedanken, ein Kind auf »unnatürlichem« Weg zu zeugen.

Aus meiner Erfahrung sind die Gründe, die gegen eine Kinderwunschbehandlung sprechen, häufig ein Gemisch aus inneren manchmal sehr diffusen Überzeugungen, (eventuell religiösen) Werten und Ängsten. Es sind Gedanken, die damit zu tun haben, dass das Schicksal seinen Sinn hat und dass der Mensch nicht in die Natur eingreifen sollte. Es sind Ängste, dass das so gezeugte Kind krank oder behindert zur Welt kommen könnte, dass es so etwas wie eine »Strafe« dafür gäbe, sich nicht in das Schicksal der Kinderlosigkeit gefügt zu haben.

Eine Klientin löste dieses für sie durchaus religiöse Dilemma wie folgt: Sie entschied sich zur Kinderwunschbehandlung und legte jedoch die Entscheidung darüber, ob sie auf diesem Wege schwanger wurde, in »Gottes Hände«. Ihr hatte die Geschichte von dem Mann geholfen, der täglich mehrfach zu Gott betete, um im Lotto zu gewinnen. Seine Enttäuschung wurde von Monat zu Monat größer, bis Gott endlich die Geduld mit ihm verlor und vom Himmel herab zu ihm sagte: »Gib mir eine Chance und kauf dir endlich einen Lottoschein!«

Ein weiterer Grund könnte in der paarinternen Kommunikation liegen. Ich habe häufig erlebt, dass es dem Einzelnen sehr schwerfällt, die Dringlichkeit des eigenen Kinderwunsches in der Paarbeziehung adäquat zu kommunizieren. Es scheint eher so zu sein, dass die Partner sich sehr genau beobachten – mit dem Ziel der gegenseitigen Schonung. Der »Verursacher« sieht für sich keine Basis, die Kinderwunschbehandlung einzufordern, da es für den Partner, der mühelos Kinder kriegen könnte, eine belastende Prozedur wäre. Der andere Partner verharmlost häufig die Stärke seines Wunsches aus Rücksicht auf den Verursacher. Um Verletzungen zu vermeiden, spielen beide Seiten die Stärke des Kinderwunsches häufig herab. Es vergeht in der Regel viel Zeit, bis professionelle Hilfe angefragt wird. Dann jedoch steht die Auseinandersetzung mit den unterschiedlichen Verfahren der künstlichen Befruchtung an:

Insemination, IVF, ICSI

Diese Worte beschreiben die medizinischen Möglichkeiten eines Paares, ein Kind zu zeugen, sollte es auf natürlichem Wege nicht geklappt haben. Die genauen medizinischen Abläufe finden Sie im zweiten, dem medizinisch-biologischen Teil des Buches.

Grob gesagt sind es drei Methoden, die im Gegensatz zur natürlichen Zeugung mehr oder minder »künstlich« sind. Da der Grad des menschlichen Eingreifens in die Natur dabei unterschiedlich hoch ist, werden diese drei Verfahren auch psychologisch völlig unterschiedlich erlebt.

Die größte Akzeptanz hat nach meiner Erfahrung die Insemination. Dabei wird »lediglich« das Sperma des Mannes zu einem kontrollierten Zeitpunkt mittels Spritze in die Gebärmutterhöhle – also relativ nah zur Eizelle – eingebracht. Viele Aspekte einer natürlichen Zeugung bleiben erhalten, sodass diese Methode eher als kleine Korrektur des Schicksals wahrgenommen wird. Die Samenzelle befruchtet eigenständig die Eizelle im Körper der Frau. Manche Ärzte wünschen dabei sogar eine aktive Beteiligung des Mannes und gestatten ihm, die Spritze am Katheter zu drücken, über welchen die Spermien dann in die Gebärmutter gelangen. So ist – trotz der Umgebung einer Arztpraxis – ein gewisses Maß an Intimität gegeben.

Deutlich technischer, aber im entscheidenden Augenblick der Befruchtung dann doch wieder »natürlich«, wird die In-vitro-Fertilisation (IVF, s. S. 53 u. 143) erlebt. Die Tatsache, dass der Moment der Befruchtung eigenständig geschieht, dass also die Natur entscheidet, welches Spermium die Eizelle befruchtet, beruhigt viele Paare. Vor allem Männer kommen mit dieser Methode eher zurecht – zumal sie dadurch ihre wahre Potenz nicht angegriffen wähnen. Die Spermien funktionieren so oder so. Über die Tatsache, dass die Befruchtung außerhalb des Körpers der Frau stattfindet, wird gerne hinweggefühlt.

Offensichtlich entscheidet die Art der Befruchtung und weniger der Ort darüber, als wie natürlich eine Zeugung erlebt wird. Die Tatsache, dass ein Mensch diesen natürlichen Akt der Auswahl übernimmt, ruft bei vielen Paaren Ängste hervor. Wenn der Mensch wählt, kann der Mensch auch Fehler machen. Was geschieht dann?

Die ICSI-Methode (Intrazytoplasmatische Spermieninjektion, s. S. 53 u. 143) befremdet daher manche Paare und rührt bei einigen an (religiösen oder sonstigen) Überzeugungen. Gott oder zumindest etwas Gottähnliches schafft neues Leben. Einem Menschen wird – obwohl das Paar sich für diese Methode entschieden hat – dann doch nicht so sehr getraut. Hier sind die Bedenken am größten, ein behindertes Kind zu zeugen (weil eben der Mensch gewählt hat), auch wenn dieser Zusammenhang wissenschaftlich widerlegt ist. Auch der Mann ist, da das Spermium mittels einer Spritze in die Eizelle eingebracht werden muss, direkt mit seiner Zeugungsunfähigkeit konfrontiert.

Es bleibt Ihnen als Paar also lediglich die Auseinandersetzung mit der vom Arzt angeratenen Methode. Dabei können folgende Fragen Denkanstöße bieten:

- Welche Werte/Überzeugungen haben Sie / Ihr Partner, die für bzw. gegen eine Kinderwunschbehandlung sprechen?
- Woher kommen diese Werte/Überzeugungen und wovon halten sie Sie/Ihren Partner ab?
- In welchem Verhältnis stehen diese Werte/Überzeugungen zu Ihrem Kinderwunsch?
- Trauen Sie sich, mit dem Partner offen über die Stärke Ihres Kinderwunsches zu sprechen? Falls nicht, was hindert Sie daran?
- Welche Vorstellungen haben Sie von dem Ablauf der Zeugung?
- Von welchen Illusionen sollten Sie sich verabschieden?
- Welche Ängste entstehen?
- Wie können Sie die Zeugung Ihres Kindes für sich »persönlicher« gestalten?
- Haben Sie Fragen bezüglich des Ablaufs, die Sie mit dem Arzt besprechen sollten?
- Wie können Sie die Erkenntnisse, die Sie aus den Antworten gewinnen, für sich nutzen?

Ein Thema könnte ebenfalls aktuell werden: Die Samenzellen des Mannes sind aus irgendeinem Grund nicht zur Befruchtung geeignet oder die Eizellen können nicht verwendet werden. Daher hier ein kurzer Denkanstoß bei der Auseinandersetzung mit dem Thema: Samen- bzw. Eizellspenden. Letztere ist in Deutschland verboten, soll aber dennoch zur Sprache kommen.

Samenspende

Auf dem Weg zum Wunschkind kann sich herausstellen, dass das Sperma des Mannes in seiner Qualität nicht ausreicht, um eine Eizelle zu befruchten. Für einige Paare hört der Weg hier auf, weil ein gemeinsames Kind Voraussetzung für das Leben mit Kind ist.

Andere Paare wählen in diesem Fall wiederum die Samenspende, der jedoch eine lange und intensive Auseinandersetzung vor allem der Männer mit diesem Thema vorausgeht. Was bedeutet eine Samenspende für den Mann, die Frau, die Paarbeziehung und für das Kind selber?

Beginnen wir mit der Position des Mannes: Willigt er in eine Samenspende bei der Befruchtung der Eizelle seiner Partnerin ein, verzichtet er darauf, der leibliche Vater des entstehenden Kindes zu sein. Aus meiner Erfahrung sind Männer umso bereiter, einer Samenspende zuzustimmen, je dringlicher sie den Wunsch der Partnerin nach einem Kind empfinden und je »schuldiger« sie sich selber fühlen, diesen Wunsch nicht erfüllen zu können.

Systemisch gesehen stimmt der Mann also zu, einer weiteren männlichen Person in seiner Beziehung Raum zu geben. Genau genommen ist es die gleiche Situation, als würde er seine Partnerin schwanger kennenlernen und von Anfang an mit ihr das Kind großziehen. Seine Identifikation mit dem Kind findet also nicht auf biologischer Basis statt, sondern formt sich durch den Umgang und die verbrachte Zeit mit dem Kind. Dies alles ist unabhängig von der subjektiv empfundenen Liebe für das Kind, die der eines leiblichen Kindes vergleichbar sein kann.

Nichts desto trotz ist seine Position ab dem Moment, in dem seine Frau das Kind eines anderen Mannes austrägt, innerhalb des Familiensystems geschwächt. Ein betroffener Mann äußerte diese Schwächung seiner Position in der Angst, die Frau könnte ihn aus der »Familie« ausschließen. Er empfand Sorge, dass sie eines Tages sagen könnte »Das ist mein Kind, du bist nicht der Vater« und im übertragenen Sinne damit meint: »Du gehörst nicht zu uns.«

Die Paarbeziehung verliert also etwas »Gemeinsames«. Die Entscheidung zu diesem Verfahren wurde zwar gemeinsam getroffen, eine weitere genetische Beteiligung an dem Kind ist jedoch für den Mann nicht gegeben.

Für die Frau ist die Befruchtung ihrer Eizelle mit unbekanntem Spendersamen eine Vorstellung, die auch Ängste weckt.

Das Kind, das in ihr heranwächst, ist zur Hälfte »unbekannt«. Es ist ihres, innerhalb der Paarbeziehung wird auch so getan, als sei es ein gemeinsames, die emotionale Realität ist jedoch eine andere. Die Möglichkeit, bestimmte Verhaltensweisen, Aussehen, Begabungen einer realen Person – sprich dem leiblichen Vater – zuzuordnen, ist lebenslang nicht gegeben, sodass das Kind zu einem Teil auch »fremd« bleibt. In aller Heimlichkeit versucht man, sich ein Bild von dem Mann zu machen, dessen Erbmaterial das Kind trägt. Im Übrigen sagt dies alles nichts über die zum Kind empfundene Liebe aus.

Systemisch gesehen gibt es aus Sicht des Kindes Folgendes zu bedenken: Ihm wird von Anfang an wissentlich jegliche Möglichkeit genommen, die Hälfte seiner Herkunft und Abstammung nachzuvollziehen. Bildlich gesprochen wäre dies so, als sei ihm das zweite Standbein genommen. Mit einem Bein kann man zugegebenermaßen immer noch ein ordentliches Leben führen – ist aber immer im Nachteil anderen gegenüber, die sich auf zwei Beinen durch das Leben bewegen. Ein häufig genanntes Argument der Paares, dies sei gleichzusetzen mit einem Kind, dessen Vater früh verstorben ist oder zu dem kein Kontakt mehr besteht, ist in diesem Fall nicht ganz korrekt, da die Mutter des Kindes rein theoretisch Informationen über das fehlende Elternteil an das Kind weitergeben könnte.

Eizellspende

Die Möglichkeit, ein Wunschkind durch eine Eizellspende zu bekommen, besteht in Deutschland nicht, weil diese Methode hier verboten ist. Sie soll also hier nur in der Theorie betrachtet werden.

Grundsätzlich gilt Gleiches wie bei einer Samenspende – mit dem Unterschied, dass die Frau das Kind Ihres Partners und einer fremden Frau selber austrägt. Die Möglichkeit der austragenden Frau, sich mit dem Kind zu identifizieren, ist dabei erheblich größer als die des Mannes bei einer Samenspende, da die Frau das Kind in sich wachsen fühlt und von Anfang an begleitet.

Systemisch gesehen ist es daher nicht nachvollziehbar, warum Samenspenden legal, Eizellspenden jedoch illegal sind. Hier findet eine Ungleichbehandlung der Geschlechter und damit auch der Paare statt. Während Männer mit unzureichender Spermaqualität immer noch gemeinsam mit ihrer Partnerin ein Leben mit Kind realisieren können, sind Paare, bei denen die Eizellen der Frau nicht befruchtungsfähig sind, zu einem Leben ohne Kind gezwungen (vorausgesetzt, Adoption oder Pflegekind kommen nicht infrage).

Kinderwunschbehandlung: Wem sage ich was?

Ein großes Thema in diesem Stadium ist auch: Wem sage ich was? Sage ich überhaupt etwas? Als ob es nicht reichen würde, sich paarintern mit der Thematik »Kinderwunschbehandlung« auseinanderzusetzen, muss das Paar auch noch einen gemeinsamen Weg der Kommunikation nach außen finden.

Dies wird zum einen dadurch notwendig, dass eine Behandlung nur durch Einhaltung von Terminen erfolgen kann, diese Termine aber z. B. auch während der Arbeitszeit wahrgenommen werden müssen. Zum anderen, weil das Paar natürlich immer wieder mit Fragen der Umwelt konfrontiert wird, ob Nachwuchs geplant sei.

In der Handhabung der Kommunikation nach außen unterscheiden sich die Paare stark. Die einen gehen – zumindest im Familien- und Freundeskreis – offen damit um. Es ist bekannt, dass medizinische Hilfe zur Verwirklichung des Kinderwunsches in Anspruch genommen werden muss. Unabhängig davon, wie detailliert die Ursachen der Kinderwunschbehandlung nach außen kommuniziert werden, hat dieser offene Umgang den Vorteil, dass die sich wiederholenden Fragen oder Kommentare unterbunden werden. Es ist in der Regel nur ein Mal notwendig, die Situation zu klären. Im besten Falle hält sich die Umgebung durch diese schonungslose Offenheit mit Problemen dann auch mit weiteren lästigen Fragen zurück.

Voraussetzung für diese nach außen hin offene Kommunikation ist jedoch die Einigkeit des Paares, wie viel es (wem) von seinen intimen Details preisgibt. Männer haben aus meiner Erfahrung eher Schwierigkeiten damit, eine klare Sprache diesbezüglich zu finden, und ein höheres Bedürfnis nach Schutz dieses empfindlichen Themas. Daher kommt es regelmäßig zu Konflikten, wenn die Partnerin der Freundin am Telefon freimütig erzählt, woran es nun liegt und was wer wann tun muss. Um diese Konflikte zu vermeiden, sollte also eine Einigung erfolgen, welche Personen über welche Inhalte informiert werden sollen. Will das Paar nur Familie und enge Freunde einweihen, sollen Kollegen oder Nachbarn bei Nachfragen offen informiert werden und was soll gesagt werden?

Seltsamerweise ist es gerade für Frauen leichter, Freundinnen zu informieren als die Familie. Dies kann zum einen aus der Haltung heraus geschehen, dass die Familie von diesen »Sorgen« verschont bleiben soll, oder auch daher, dass befürchtet wird, dass es »emotional zu eng« werden könnte. Bei den Nachfragen der Eltern schwingt auch immer Anteilnahme oder Sorge mit, die von der Frau in dieser Form oft nicht gewünscht ist. Anteilnahme oder Sorge fordern die Frau auf, das Elternteil trösten oder beruhigen zu müssen, die Situation wird also ins Gegenteil verkehrt.

Andere Paare entscheiden sich von Anfang an dafür, das Thema Kinderwunschbehandlung intern zu regeln. Keiner wird informiert, Nachfragen werden mit allgemeinen Phrasen beantwortet.

Der Vorteil dieser Methode ist, dass das Paar nicht in die Verlegenheit kommt, seine Intimsphäre zu verletzen. Nachteile ergeben sich aber aus der Tatsache, dass mitunter Situationen auftreten, in denen gute Ausreden gefragt sind. Auch wird die Umwelt in regelmäßigen Abständen immer wieder das Thema Kinder an das Paar herantragen, sodass es einer regelmäßigen Auseinandersetzung intern sowie extern bedarf. Ein Vorteil ist weiterhin, dass das Paar kein Mitleid erfährt, denn dies ist häufig schwer zu ertragen, da sich das Paar dadurch geschwächt fühlen kann.

Finden Sie eine gemeinsame »Sprachregelung« der Umwelt gegenüber:

• Wer wird informiert?
• Welche Inhalte werden weitergegeben?
• Wie gehen Sie mit unliebsamen Nachfragen um?

Es tut sich was: Die Hormonbehandlung beginnt

Es ist eine hoffnungsvolle Zeit, da nun die Phase der Befunderhebung mit allen nötigen Voruntersuchungen abgeschlossen ist. Nun – endlich – ist die Zeit bis zu einer möglichen Schwangerschaft in Tagen errechenbar. Es ist auch der Zeitpunkt, an dem frau das Gefühl hat, wieder Kontrolle erlangt zu haben, da sie aktiv etwas »tun« kann. Sie hat einen Plan, der in Tagen und Stunden genaue Vorgaben darüber macht, wann gespritzt oder welche Hormone eingenommen werden, wann die Punktion, der Transfer und der Schwangerschaftstest erfolgen werden.

Dies ist die eine Seite der Medaille. Die andere ist, in Aktionismus zu verfallen und der Versuchung zu erliegen, den Fokus ausschließlich auf die Steuerung des Körpers zu legen. Das Gefühl wird »abgeschaltet« zugunsten eines Funktionierens. Gleichzeitig wächst die Angst über die Unkontrollierbarkeit –

die sich an diesem Punkt meist in einer Sorge um die Folgen einer solchen Hormonbehandlung ausdrückt. Geschichten über wahrscheinliche Gewichtszunahme halten sich ebenso hartnäckig wie die über ein erhöhtes Krebsrisiko. Ebenso groß ist die Sorge, die Beziehung durch Stimmungsschwankungen unnötig zu belasten. Liest man die Beipackzettel der Hormone, zweifelt man spätestens dann an der Vernunft des geplanten Vorhabens.

Eine Klientin berichtet:

»*Am Abend vor Beginn der Hormonbehandlung habe ich mich hingesetzt und mir zur Aufgabe gemacht, mich über die möglichen Nebenwirkungen aufzuklären. Je mehr ich gelesen habe, desto größer wurde die Angst um meine Gesundheit und desto mehr kamen mir Zweifel über die Richtigkeit unserer Entscheidung, auf diesem Wege zu einem Kind zu kommen.*«

Tatsächlich machen diese Beipackzettel – sollte man sich die Mühe machen, sie aufmerksam durchzulesen – Angst und Sorge. Und wie immer haben Sie mehrere Möglichkeiten, gut damit umzugehen. Suchen Sie das Gespräch mit Ihrem Partner und teilen Sie ihm Ihre Sorge mit. Halten Sie vor allem noch einmal mit Ihrem behandelnden Arzt Rücksprache und klären Sie alle Unsicherheiten.

Ich habe beobachtet, dass die Verträglichkeit der Hormonbehandlung eng mit der Erwartung der Frau einhergeht. Erwartet frau viele Schwierigkeiten, werden diese sich auch ergeben. Umgekehrt führt eine positive Einstellung zu dieser Zeit auch zu einer durchaus erlebten Hochphase (entsprechend den Gedanken, die unsere Wirklichkeit bedingen bzw. unsere körperlichen Vorgänge steuern).

Eine Klientin kam gemeinsam mit ihrem Ehemann nach dem ersten erfolglosen ICSI-Versuch in meine Sprechstunde. Sie beschrieb die Zeit der Hormonbehandlung als schwierig, von Stimmungsschwankungen und Zweifeln durchsetzt. Der Mann bestätigte die Ausführungen seiner Frau und fürchtete sich bereits vor dem nächsten Behandlungszyklus. Ich äußerte lediglich mein Erstaunen darüber und berichtete von meiner Erfahrung mit Frauen, die diese Zeit als sehr hoffnungsvoll und leicht erlebt haben. Die Klientin erkannte sofort, dass Sie mit der Erwartung einer schwierigen bevorstehenden Zeit in die letzte Behandlung gegangen sei – und so habe sich Ihre Erwartung auch bestätigt. Für den nächsten Zyklus nahm sie sich einen leichten Umgang damit vor und berichtete später, dass ihr Mann ganz aus dem Häuschen sei, wie gut es ihr diesmal gehe. Der Behandlungsplan an sich wurde nicht verändert.

Ich kann mit meiner Bewunderung über die Belastbarkeit von Frauen in solchen Situationen kaum hinterm Berg halten. Es ist viel, was sie in dieser Zeit mental und körperlich von sich abverlangen – und das bei unveränderten Alltagsbedingungen. Tatsächlich schaffen es die meisten Frauen sogar, dieser Situation noch komische oder angenehme Seiten abzugewinnen. So erzählte eine Klientin, dass sie sich einmal auf einer öffentlichen Toilette die Spritzen hätte setzten müssen und sich vorkam, als würde sie etwas Verbotenes tun. Eine andere spritzte regelmäßig während der Fahrt zur Arbeitsstelle und nutzte hierzu eine Ampelpause. Wieder eine andere hatte ein Ritual mit Ihrem Mann daraus gemacht, der ihr liebevoll die Spritzen ans Bett brachte.

Während viele befürchtete Nebenwirkungen wie z. B. Gewichtszunahme oder die enormen Stimmungsschwankungen ausbleiben, berichten die meisten Frauen von einem Spannungsgefühl im Bauch, je näher das Ende der Behandlung rückt. Sie mögen keine enge Kleidung mehr im Bauchbereich und haben Schwierigkeiten beim Laufen oder Sitzen, sodass sie den Tag der Punktion herbeisehnen.

Der Kopf spielt mit

Die hormonelle Behandlung an sich stellt einen Eingriff in die natürlichen Abläufe des weiblichen Körpers dar. Darüber gibt es keinen Zweifel und auch nicht darüber, dass sich der Körper unter den Hormongaben verändert – und hierdurch auch die Art des Denkens beeinflusst wird.

Bei der Überlegung, ob der Weg einer künstlichen Befruchtung eingeschlagen wird, spielen nicht nur ethische oder religiöse Einstellungen der Frau und ihres Partners gegenüber einem Eingriff in die »Natur« oder dem »Schicksal« eine Rolle, sondern auch die Einstellung zu den Möglichkeiten der Schulmedizin an sich und die Beurteilung der zu erwartenden Nebenwirkungen.

Die Entscheidung, medizinische Hilfe bei der Zeugung eines Kindes in Anspruch zu nehmen, geht häufig einer sachlich richtigen Auseinandersetzung mit den Nebenwirkungen einer hormonellen Therapie voraus. Das heißt, dass das Paar sich vor dem Hintergrund einer medizinisch oft widerlegten Vorstellung über Ablauf und tatsächliche Nebenwirkung der Behandlung für diesen Weg entschieden hat. Die medizinische Aufklärung allein hat also – wenn überhaupt – nur marginalen Einfluss auf die Entscheidung an sich.

Kleiner Exkurs zum psychologischen Prozess der Entscheidungsfindung

Einer Entscheidung geht eine Phase der Vorentscheidung voraus und es folgt eine Phase der »Nachentscheidung«. In der Phase der Vorentscheidung werden – relativ offen – Argumente für oder wider ein Vorhaben gesucht. Die »Fakten« werden abgewogen und eine Entscheidung wird getroffen. Damit ist dieser Vorgang psychisch jedoch noch nicht beendet. Nach der getroffenen Entscheidung beginnt die sogenannte Nachentscheidungsphase, in der man die getroffene Entscheidung noch einmal infrage stellt. Häufig werden jedoch selektiv die Argumente, die die Entscheidung bestätigen, zur Festigung der getroffenen Entscheidung betrachtet.

Dies bedeutet für das Aufklärungsgespräch, dass die tatsächlich erläuterten, medizinisch fundierten Nebenwirkungen mitunter keinen Einfluss mehr auf die Erwartung der eintretenden Nebenwirkungen haben, da sie bestenfalls als solche gehört, aber nicht mehr in das bereits gefestigte Bild von »Wir werden eine Hormonbehandlung machen und diese wird folgende Nebenwirkungen haben« aufgenommen werden.

Die tatsächlichen Nebenwirkungen der Behandlung werden somit sehr unterschiedlich wahrgenommen und hängen meiner subjektiven Beobachtung nach mit der Einstellung zur gesamten Therapie zusammen. Ich habe Frauen erlebt, die von keinerlei negativen Auswirkungen – weder auf ihren Körper noch auf ihr psychisches Wohlbefinden – berichtet haben. Andere hingegen litten körperlich sowie psychisch stark unter der Hormonbehandlung.

Insgesamt habe ich den Eindruck gewonnen, dass in den Fällen, in denen der Aktionismus und die Freude daran, dass endlich aktiv »etwas« auf dem Weg zum Wunschkind getan werden kann, der Fokus gedanklich nicht auf den Nebenwirkungen der Therapie liegt. Werden in diesen Fällen Nebenwirkungen wahrgenommen, fällt deren Bewertung deutlich positiver aus als in Fällen, in denen die Beteiligten eher mit negativen Erwartungen an die Hormonbehandlung herangehen. Und: Wird etwas erwartet, so erhöht sich automatisch dessen Eintrittswahrscheinlichkeit – in positiven wie auch in negativen Fällen.

»Ich habe die Phase der Hormonbehandlung sehr genossen. Es ging mir körperlich und psychisch sehr gut. Ich hatte sogar so etwas wie ein Hochgefühl. Mein Mann scherzte während dieser Zeit häufiger, ob ich nicht mit dem Arzt reden könnte, damit wir die Behandlung noch fortsetzten könnten.«

Folgende Fragen können Ihnen helfen, sich auf die Phase der Hormonbehandlung vorzubereiten:

- Welche Erwartungen haben Sie an die bevorstehende Hormonbehandlung?
- Welche Nebenwirkungen fürchten Sie? Warum?
- Gibt es Unsicherheiten, die Sie im Gespräch mit Ihrem Partner oder mit dem behandelnden Arzt ausräumen können?
- Was erwarten Sie von sich?
- Würdigen Sie Ihre Leistung während dieser Zeit ausreichend?
- Fühlen Sie sich von Ihrem Mann ausreichend unterstützt? Falls nicht, was würden Sie gerne von ihm fordern?
- Wie können Sie diese Phase für Sie so angenehm wie möglich gestalten?
- Wie können Sie die Erkenntnisse, die Sie aus den Antworten gewinnen, für sich nutzen?

Unterstützung in dieser Phase durch Hypnose

Bild zum Heranreifen der Eizellen

Eingangsübung 1a, b oder c (s. S. 46 ff.)

Stellen Sie sich vor, wie kleine Eizellen in Ihren Eierstöcken angeregt werden, jeden Tag ein wenig größer zu werden, zu reifen. Wie Ihr Körper sich wohlwollend und ohne Ihr bewusstes Zutun Tag und Nacht, jede Sekunde der Zeit, die vergeht, auf eine bevorstehende Schwangerschaft gut vorbereitet.

Vertrauen Sie auf den Teil in Ihnen, der das Wissen um Schwangerschaft, das Frauen seit Jahrmillionen in sich tragen und das von Mutter zu Tochter weitergegeben wird, speichert. Nehmen Sie Kontakt auf zu diesem Teil und bitten Sie ihn, Ihrem Körper all das gesammelte Wissen zur Verfügung zu stellen, sodass er es jederzeit und ganz ohne Ihr bewusstes Zutun abrufen kann.

Stellen Sie sich vor, wie Ihr Körper und Ihr Kopf Hand in Hand bei der Erfüllung Ihres Wunsches nach einem Kind zusammenarbeiten. Der Körper erfüllt seine Aufgaben und lässt nach und nach Eizellen reifen, die gesund sind und sich leicht befruchten lassen.

Diese Übungen sind während der Hormonbehandlung bis zur Punktion hilfreich.

Die Punktion

Häufig ist es so, dass ein Rest Nervosität bleibt. Obwohl regelmäßig die Anzahl und die Entwicklung der Eizellen kontrolliert wurden, fühlt man sich dennoch vor Überraschungen nicht sicher. Die Bewertung des eigenen Körpers ist eng mit der Anzahl der produzierten Eizellen verbunden. Viele Eizellen sind gleichbedeutend mit einem »guten« Körper und versprechen ein vermeintlich positives Gesamtergebnis, während weniger Eizellen die Hoffnung auf eine erfolgreiche Befruchtung und die Erwartungen einer eintretenden Schwangerschaft subjektiv erheblich senken.

Eine Klientin berichtet:

»Es gab einen Augenblick, in dem ich das Gefühl hatte, den Boden unter den Füßen zu verlieren: als bei der Punktion nur zwei Eizellen entnommen werden konnten. Ich hatte das Gefühl, versagt zu haben, und meine Hoffnung auf eine erfolgreiche Behandlung war mit einem Schlag dahin.«

Tatsächlich lassen sich nicht alle entnommenen Eizellen befruchten, sodass zu diesem Zeitpunkt immer auch die Unsicherheit bleibt, ob sich die ganze Therapie überhaupt gelohnt hat. Mehr Eizellen versprechen natürlich vordergründig eine höhere Wahrscheinlichkeit, schwanger zu werden – aber es ist wie gesagt nur eine Wahrscheinlichkeit. Tatsächlich wurde die Klientin mit den beiden Eizellen mit Zwillingen schwanger und widersprach also der statistischen Wahrscheinlichkeit voll und ganz.

Die Rolle des Partners während der Punktion

Während sich die Frau während der Punktion unter Vollnarkose befindet und der Arzt die Arbeit macht, ist der Partner der Frau nun das erste Mal (abgesehen von der Erstellung des Spermiogramms im Vorfeld) aktiv gefragt. Parallel zur OP der Frau muss er Sperma zur Verfügung stellen, um somit seinen Teil zur erfolgreichen Behandlung sicherzustellen.

Häufig ist dies keine leichte Situation für die Männer: Sie wissen die Partnerin im OP und sollen sich gleichzeitig nette Gedanken zur Spermagewinnung machen. Ich glaube, dass nun ein guter Zeitpunkt ist, die Rolle des Mannes während der ganzen Hormonbehandlung einmal zu bedenken: Wenn eine ICSI die Methode der Wahl ist, gilt der Mann als »Grund« für die erforderliche Hormonbehandlung der Frau. Gleichzeitig ist er zunächst nur passiver Zuschauer, der mitbekommt, welch Aufwand vonseiten der Partnerin betrieben werden muss, damit auch sein Wunsch nach einem Kind erfüllt wird.

Je nach Befinden der Frau fühlt er sich mehr oder minder schuldig, kann aber nicht eingreifen. Ihm bleibt nichts anderes übrig, als im Falle eines positiven Umgangs mit der Situation seine Partnerin liebevoll zu unterstützen. In weniger positiven Fällen verarbeitet der Mann sein Schuldgefühl in scheinbarem Desinteresse oder Abwälzen der Verantwortung auf die Frau. Er versteckt sich hinter ihrem stärkeren Kinderwunsch und nimmt nur mäßig Rücksicht auf die mitunter veränderte Stimmungslage seiner Partnerin. Dann soll er plötzlich seinen passiven Status verlassen, um zu einem festgelegten Zeitpunkt Sperma zur Verfügung zu stellen, bevor er wieder in seine Rolle des Unbeteiligten zurückkehrt.

Bei vielen Frauen baut sich während der Behandlung Unzufriedenheit mit dem Verhalten des Mannes auf. Sie erwarten vor allem mehr Anteilnahme und Rücksichtnahme. Dabei übersehen sie gerne, dass der Mann dadurch, dass er natürlicherweise weniger eingebunden ist (er muss nicht jeden Tag spritzen; er muss nicht regelmäßige Arzttermine wahrnehmen), in einem anderen »Mentalzustand« ist. Für ihn läuft der Alltag weiter und das Thema »Kind« wird nur im Umgang mit seiner Frau präsent. Die Frau erwartet während der Behandlung etwas von ihrem Partner, was er ohne viel Aufwand nicht leisten kann – eben weil er körperlich und mental weniger eingebunden ist.

Diesbezüglich können folgende Fragestellungen Klärung bringen:

- Welches Verhalten haben Sie von Ihrem Mann während der Hormonbehandlung erwartet (bzw. welches Verhalten haben Sie sich gewünscht)?
- Sind Ihre Erwartungen ihm gegenüber realistisch? Kann er sie erfüllen?
- Was genau soll er ändern, damit Sie zufriedener werden?
- Wie können Sie ihm Ihre Wünsche mitteilen, ohne in Vorwürfe zu verfallen?
- Wie können Sie die Erkenntnisse, die Sie aus den Antworten gewinnen, für sich nutzen?

Der Transfer

Der Transfer der befruchteten Eizellen ist – nimmt man sich die Zeit, sich dieses zu verdeutlichen – ein sehr emotionaler Moment. Ein neues Leben wird zur Mutter gebracht, damit es sich einnistet und wächst. Aus diesen kleinen »Zellhaufen« wird – sofern die Natur mitspielt – das eigene Kind werden.

Vordergründig ist das ein sehr technischer Akt, der im Biologieunterricht meines Wissens so nie besprochen wurde, also der gängigen Erwartung völlig zuwiderläuft. Zeugung fand im Körper der Frau statt und laut der romantischen Vorstellung waren daran nur Mann und Frau – im Idealfall in großer Liebe – beteiligt.

Die Realität sieht im Falle einer IVF- oder ICSI-Behandlung auch hier wieder anders aus. Vom Vater des Kindes ist keine Spur, dafür sind ein Arzt, eine Helferin und der Biologe zugegen. Die Zeugung hat in einer Petrischale stattgefunden, und die befruchteten Eizellen werden mittels eines biegsamen dünnen Katheters in die Gebärmutter platziert. Es bedarf schon gedanklicher Nachhilfe, um zu begreifen, was gerade geschehen ist: Die potenziellen Kinder sind wieder bei der Mutter angekommen. Ab jetzt unterscheidet sich der biologische Prozess nicht mehr von jenem auf natürliche Art gezeugter Kinder.

Umso erstaunlicher finde ich, dass man diesem Moment häufig so wenig Beachtung schenkt. Ich habe oft erlebt, dass, obwohl der Kinderwunsch das zentrale Thema im Leben der Frau ist, dies während der Hormonbehandlung und gerade nach dem Transfer vergessen scheint: berufliche und private Termine über Termine. Man geht zur »Tagesordnung über«. Es wird so getan, als wäre alles ganz normal: Alltag, Arbeit und nebenbei noch die Erfüllung des größten Wunsches. Ganz nebenbei dann der Transfer (kurz in der Mittagspause) und die Stunden danach (wieder Arbeit) – ohne dass man sich die Zeit nimmt zu fühlen, was gerade geschieht. Es ist ja alles nicht so spektakulär.

Ja, ist es das wirklich nicht? Ein Lebenswunsch soll erfüllt werden, dafür wird der ganze Zauber veranstaltet – und dann nach dem Transfer ist es so, als ob nichts sei? Ganz normaler Alltag? Alles Routine? Kurz vor der möglichen Wunscherfüllung?

Bei genauer Betrachtung ist diese Flucht in das »Normale« der Versuch, die drohende Enttäuschung zu minimieren, frei nach dem Motto: »Wenn ich es nicht fühle, kann es mir auch nicht so weh tun.«

Um die Rückkehr in den ganz normalen Alltag ein wenig zu verzögern und um der Frau die Ruhe zu geben zu begreifen, was da gerade geschehen ist, bieten viele Ärzte an, nach dem Transfer für eine Zeit alleine liegend in einem Raum in der Praxis zu verbringen. Der Nutzen hinsichtlich des Behandlungserfolgs spielt dabei eine weniger wichtige Rolle als der Nutzen für die Psyche der Frau – eine schöne Gelegenheit, um sich das erste Mal den »Kindern« zuzuwenden, sie zu begrüßen und sie willkommen zu heißen.

Wie auch immer diese Zeit gestaltet wird: Es steht fest, dass der Transfer ein kritischer Zeitpunkt in der Kinderwunschbehandlung ist. Die Nervosität der meisten Frauen vor dieser Situation und das Öffnen der Gebärmutter durch den Arzt führen zu einer Verkrampfung des Körpers und auch der Gebärmutter, die im ungünstigen Falle mit Kontraktionen reagiert. Daher hat es sich immer wieder bewährt, diesen Vorgang in einem leichten Trancezustand durchzuführen. Dabei hören die Frauen eine CD, die ihnen bereits aus dem Vorbereitungskurs auf den Transfer bekannt ist. Ebenso werden sie dazu angeleitet, ihre Aufmerksamkeit von dem »technischen« Aspekt des Transfers wegzulenken und stattdessen auf das Bild zu fokussieren, dass die Kinder abgeholt werden. Eine Patientin formulierte es so:

»Diesmal war ich angenehm nervös – so, als würde ich
nun meine Kinder aus dem Kindergarten wieder zu mir nach
Hause holen.«

Unterstützung durch Hypnose: Bild nach dem Transfer

Übung 1 und 2 (Wärme) bleiben bestehen (s. S. 46 ff.), aber wir arbeiten nach dem Transfer nun nicht mehr mit dem Bild des Wachstums und der Reifung der Eizellen, sondern mit Bildern, die die Einnistung in die Gebärmutter und das Wachstum des Föten fokussieren.

Legen Sie die Hände auf Ihre Gebärmutter und nehmen Sie Kontakt zu den Eizellen auf, die transferiert worden sind.

Begrüßen Sie jedes Kind einzeln: »Schön, dass du da bist. Such dir einen Platz, an dem du bleiben möchtest. Ich werde dir alles bieten, was du brauchst, um gut und gesund wachsen zu können. Du kannst dir von mir nehmen, was du brauchst, um gut und gesund wachsen zu können. Ich lasse dir jedoch die Freiheit zu entscheiden, ob du bleiben möchtest.«

Stellen Sie sich das Bild eines Baumes vor, der seine Wurzeln tief in den Boden gräbt, damit sie ihm Halt und Nahrung geben, seine Krone weit ausfächert, damit die Wärme und das Licht den Prozess des Wachstums vorantreibt. Der mit jedem Tag ein wenig größer wird, stabiler. Der alleine für sich sorgen kann und sich all das von seiner Umwelt holt, was er zum Leben braucht.

Alternativ dazu stellen Sie sich ein goldenes Band vor, das zwischen Ihnen und Ihrem Kind wächst. Zuerst ist es ganz zart – sie beide verbindend –, dann wird es immer stärker, immer leuchtender. Es verbreitet Wohlgefühl, Wärme und »Eins-Sein«. Sie sind eins mit Ihrem Körper und Sie sind eins mit Ihrem Kind. Ohne Ihr bewusstes Zutun wird das Band in jedem Augenblick tragender. Es wird Ihr Leben lang halten und golden erstrahlen, wann immer Sie es sehen und fühlen möchten.

Ein weiterer Aspekt dieser Phase ist die Integration von etwas Fremdem in das Gewohnte. Damit ein Kind entstehen kann, müssen zwei Teile – männlich und weiblich – zu einem Ganzen verschmelzen und der weibliche Körper muss diesen fremden (männlichen) Anteil annehmen.

Hierfür kann das Bild eines Orchesters hilfreich sein, das ein fremdes Instrument für ein neues Stück integrieren muss. Stellen Sie sich ein eingespieltes Orchester mit einem Dirigenten vor. Jeder Musiker, jedes Instrument hat darin seinen Platz. Der erfahrene Musiker kennt nicht nur seinen Part, er kennt auch die Musiker und Instrumente neben ihm. Er hört sich und die anderen und nimmt gleichzeitig den Dirigenten wahr. Er kann auf ihn reagieren, so wie er auch auf jede andere kleine Veränderung reagieren kann. Nun kommt ein neuer Musiker dazu – mit einem fremden Instrument, das eine Zeitlang für ein neues

Stück gebraucht wird. Die »alten« Musiker räumen ihm einen Platz in ihrer Mitte ein. Jeder Musiker muss sich an den Klang des neuen Instruments gewöhnen, muss vielleicht für die Zeit des Einspielens sein Tempo und seine gewohnte Arbeitsweise anpassen. Der Dirigent achtet darauf, dass das Neue harmonisch in das Alte integriert werden kann, sodass es wieder eins wird.

Die gedankliche Beschäftigung mit der Schwangerschaft

Auf dem Weg zum Wunschkind haben die Paare, die medizinische Hilfe in Anspruch nehmen, in der Regel viele schmerzliche Erfahrungen mit der sich nicht einstellenden Schwangerschaft gemacht. Diese negativen Erfahrungen führen bei vielen Frauen dazu, dass sie gedanklich »dicht« machen, um sich vor weiteren Verletzungen und Enttäuschungen zu schützen. Dieses »Dichtmachen« verbietet den Frauen häufig auch, sich mit dem Thema Schwangerschaft im positiven Sinne auseinanderzusetzen.

Alles, was mit Schwangerschaft, Kind, Vorfreude zu tun hat, wird gedanklich verbannt. Das Denken während dieser Zeit findet häufig nur von Behandlungsschritt zu Behandlungsschritt statt, sodass das »Ganze« aus dem Blick gerät. Viele Frauen fühlen sich wohler dabei, sich mit dem Behandlungsplan auseinanderzusetzen, Termine zu vereinbaren oder Arztgespräche vorzubereiten, als sich gedanklich mit einer eintretenden Schwangerschaft zu befassen. Dies hat leider zur Folge, dass die Frauen sich während der Hormonbehandlung– aus Angst vor allzu großer Enttäuschung – weiterhin verbieten, sich auf eine Schwangerschaft zu freuen. Eine absurde Situation entsteht also: Das Ziel der Behandlung ist eine Schwangerschaft, über die die Frau aber vermeidet nachzudenken oder sich zu freuen, da sonst die erwartete Enttäuschung bei Nichteintreten zu groß sein wird.

Doch widerspricht diese Denkweise der Schaffung eines inneren mit positiven Emotionen besetzten Bildes, was eigentlich geschehen soll. Um Missverständnisse auszuräumen: Nicht alles, wozu ich ein inneres Bild habe, tritt ein. Innere Bilder erhöhen lediglich die Wahrscheinlichkeit, dass etwas eintritt – positiv wie negativ.

Es wäre daher eher ratsam, neben den ganzen Terminen und »To-do-Listen« jeden Tag ein wenig Zeit mit positiven Tagträumen zu verbringen. So können Sie sich vorstellen, wie ein Tag wie heute mit dickem Bauch aussehen würde. Wie würden Sie sich fühlen, wie würde es Ihnen gehen? Stellen Sie sich das ruhig so konkret wie möglich vor – vor allem Ihren Körper, wie er langsam runder wird. So geben Sie ihrem Unbewussten den Weg vor: Da will ich hin – dick und rund mit Baby im Bauch.

Die Zeit nach dem Transfer

Warten auf den Schwangerschaftstest

Während die Zeit der Hormonbehandlung noch eine aktive Zeit war, in der frau zumindest das Gefühl hatte, durch Handlung Kontrolle zu erlangen und so Ihrem Ziel zum Wunschkind näher zu kommen, ist nun eine ganz passive Zeit angebrochen: 2 Wochen warten.

Es gibt nichts mehr zu tun, keine Termine, keine Rücksprache mit dem Arzt, nichts mehr außer warten. In der Regel ist keiner informiert, d. h. die Möglichkeiten des Austauschs mit Familie oder einer guten Freundin sind nicht gegeben. Es bleiben der Partner und der eigene Körper, welcher genauestens beobachtet wird. Jede Abweichung vom »Normalzustand« ist mit der massiven Hoffnung verknüpft, »es könnte geklappt« haben. Jedes vertraute Gefühl erscheint als eine Bedrohung und so schwankt man zwischen Angst und Hoffnung. Eine Achterbahn der Gefühle ohne zuverlässige Anhaltspunkte. Das Gefühl, hilflos ausgeliefert zu sein, nähert sich wieder seinem Höhepunkt.

Was kann helfen?

Hilfreich kann schon alleine die Erkenntnis sein, dass Sie die Wahl haben: Sie können sich geschlagene 14 Tage selber verrückt machen mit irgendwelchen Vermutungen, die im Zweifel gar nicht stimmen mögen – oder Sie machen sich eine schöne Zeit und genießen die »Schwangerschaft« bis zu dem Zeitpunkt des Tests.

Ihre Aufgabe ist es nun, sich so zu verhalten, als seien Sie schwanger. Etwas falsch machen können Sie nicht, da Sie sowieso schon dazu tendieren werden, achtsam mit sich umzugehen. Das ist der Vorteil gegenüber den Frauen, die erst zu einem späteren Zeitpunkt erfahren, dass sie schwanger sind und mitunter in dem sehr frühen Stadium der Schwangerschaft, in dem Sie sich befinden, noch Alkohol konsumiert, geraucht oder schwer gehoben haben usw.

Wenn Zweifel aufkommen, schieben Sie diese aktiv beiseite. Es gibt momentan keine zuverlässigen Indikatoren für ein positives oder negatives Testergebnis. Deshalb ist es auch hinfällig, sich Gedanken zu machen über die Zeit danach oder ein »Was wäre, wenn ...«. In diese Phase passt die folgende Geschichte ganz gut:

Ein Mann wollte ein Kloster besuchen, da er gehört hatte, dass es dort einen Mönch gab, der einem tiefe Einblicke in den Umgang mit den Unsicherheiten des Lebens vermitteln konnte. Also machte er sich auf den Weg und nahm zur Sicherheit auch noch einen guten Freund mit. Im Kloster angekommen fanden sie den Mönch. Dieser hörte sich ihr Anliegen an. Er nickte geheimnisvoll und wies sie an, sich am nächsten Morgen bei Sonnenaufgang auf einem Feld vor dem Kloster einzufinden. Dort lagen Holzpflöcke. Er bat sie, 20 Stück auszusuchen und in eine Reihe zu legen, jeweils parallel zueinander. Dann sollten sie üben, auf einem Bein auf dem Holzpflock zu balancieren. Als sie dies ausreichend geübt hatten – also immer wieder runtergerutscht und aufgestiegen waren –, ging es los. Sie mussten so lange auf einem Pflock auf einem Bein balancieren, bis der Mönch die Anweisung gab: »Springt!« Die beiden vertrauten der Weisheit des Mönchs und taten, was er sagte. Sie standen also lange auf einem Bein, balancierten, fielen hinunter, taten sich weh – und kamen der harschen Aufforderung »Aufsteigen!« des Mönchs immer wieder nach. Es vergingen Stunden – aber nichts weiter geschah. Die Mittagssonne stand schon hoch am Himmel, Hunger und Durst quälten sie zusätzlich zu den Schmerzen im ganzen Körper, als plötzlich die Ansage kam: »Springt!« Erneut dauerte es eine gewisse Zeit, bis das Gleichgewicht wiedergefunden war. Immer noch schmerzten die Beine, und so langsam begann der Mann sich auszumalen, wie viel Schmerzen, Hunger und Durst er wohl noch erleiden musste, bis er am Ende der langen Reihe vor ihm angekommen war. Es würde sicherlich noch die ganze Nacht dauern. Wie würde er mit der Kälte, der Dunkelheit, der Müdigkeit und dem Durst wohl zurecht kommen? Es dämmerte bereits, als der Mönch rief: »Springt!« Wieder die Schmerzen des Fallens, wieder das Gleichgewicht suchen, wieder die Qual, auf einem Bein zu stehen, und immer noch diese lange Reihe vor ihm. Die Sonne war nun fast untergegangen, da rief der Mönch: »Aufhören!« Es dauerte einen Moment, bis der Mann begriff, was er gerade gehört hatte. Er stieg also vom Pflock, schaute seinen Freund verwundert an und fragte den Mönch erstaunt: »Warum mussten wir 20 Pflöcke aufbauen, wenn wir doch nur auf dreien stehen mussten?« Der Mönch fragte zurück: »Warum denkst du an 20 Pflöcke, wenn du nur auf einem stehen kannst?«

Ich habe beobachtet, dass viele Frauen sich nicht trauen, diese Zeit auch zu genießen. Grund dafür ist die Sorge der zu tiefen Verletzung, sollte das Testergebnis negativ ausfallen. Hier bleibt mir nur zu sagen, dass es so oder so enttäuschend werden wird, sollte keine Schwangerschaft eingetreten sein. Das Maß der Enttäuschung korreliert aber nicht mit der Qualität der zuvor verlebten Zeit. Es wird nicht umso schlimmer, je positiver Sie vorher eingestellt waren. Das, was Sie durch eine zuversichtliche Haltung im Vorfeld gewinnen, ist lediglich eine gute Zeit mit sich in dieser schwierigen Situation.

Das, was Ihnen außer Warten zu tun bleibt, ist, sich positive Bilder einer eintretenden Schwangerschaft zu machen. Erteilen Sie sich die Erlaubnis zum Träumen! Es reicht dabei, wenn Sie vor dem Einschlafen die Hand auf Ihren Bauch legen, Kontakt mit dem Kind aufnehmen und sich vorstellen, wie es wächst und gedeiht. Wie es einen sicheren Kontakt zu Ihnen aufbaut, wie Ihr Körper ihm alles bereitstellt, was es braucht, um sich in Gesundheit zu entwickeln. Erlauben Sie sich vorzustellen, wie Ihr Bauch nach und nach wächst, wie Ihr Körper sich verändert und das Jahrtausende alte Wissen umsetzt, ein Kind zu empfangen, auszutragen und gesund zur Welt zu bringen. Stellen Sie sich vor, wie das goldene Band zwischen Ihnen immer tragfähiger wird, Ihr Körper immer mütterlicher, gebender …

Es gibt einen schönen Fotoband von Lennart Nilsson mit dem Titel *Ein Kind entsteht*[2], der Ihnen bei der Entwicklung von positiven Bildern in der Phase nach dem Transfer behilflich sein kann. Nehmen Sie sich die Zeit und schauen Sie sich jeden Tag die Bilder an, sodass Ihr Körper eine Vorstellung von dem bekommt, was Sie von ihm erwünschen.

Testergebnis negativ!

Viele Frauen haben ein gutes Körpergefühl und wissen schon im Vorfeld, ob der Test positiv oder negativ ausfallen wird. Dennoch sind sie wie vom Donner gerührt bei den Worten: »Es hat nicht geklappt.« Nach der anfänglichen Enttäuschung verfallen sie in Selbstvorwürfe. Sie finden immer die eine oder andere Situation, in der sie sich ihren Vorstellungen nach nicht optimal verhalten haben, und geben sich selber die Schuld am Scheitern. Dies ist lediglich eine Fortführung der Illusion, dass ausschließlich die eigenen Handlungen Erfolg oder Misserfolg im Leben bestimmen. Das wird der Situation nicht gerecht. Es gilt immer noch: Es ist schwierig, sich in den Plan der Biologie einzuloggen und zu erwarten, dass man die Steuerung übernehmen kann. Es gibt viele Faktoren, die zusammentreffen müssen, damit eine Schwangerschaft eintritt. Und diese Faktoren haben mitnichten ausschließlich mit dem korrekten Verhalten der Frau während dieser Zeit zu tun.

Statt die Schuld bei sich selbst zu suchen, wäre nun eine Zeit des Trauerns angebracht. Ein Wunsch ist zu diesem Zeitpunkt nicht erfüllt worden und Rückzug, Weinen oder ein Hadern mit der ganzen Welt haben nun ihre Berechtigung. Es ist wichtig, diesen Bedürfnissen Raum zu geben. Es gibt keine korrekte Form zu trauern. Wenn Ihnen danach ist, ziehen Sie sich zurück. Wenn Sie das Bedürfnis haben, sich unter Menschen zu begeben, tun Sie dies. Auch wenn Sie es in diesem Moment nicht glauben mögen, ist die Spitze der Trauer am dritten Tag überschritten. Danach wird es zunehmend leichter, was nicht bedeutet, dass die Traurigkeit für immer aufgelöst ist.

Es ist schwierig, in dieser Situation sofort »Plan B« bereitzuhaben. Sie müssen nicht direkt wissen, wie es nun weitergeht. Sie müssen nicht direkt zur nächsten Handlung schreiten. Ihr Kopf hat sich auf Schwangerschaft eingestellt und braucht nun ein paar Tage, um mit dieser veränderten Situation klarzukommen. Nehmen Sie sich also die Zeit für diese neue Ausrichtung. Keiner erwartet von Ihnen, dass Sie im Detail sagen können, was der nächste Schritt ist – also erwarten Sie dies ebenso wenig von sich.

Hilfreich kann auch sein, sich aktiv vom Kind zu verabschieden und sich daran zu erinnern, dass die Seele des Kindes frei war in seiner Entscheidung, zu bleiben oder zu gehen.

Die Verarbeitung der Trauer innerhalb der Beziehung

Der Verarbeitung der nicht eingetretenen Schwangerschaft innerhalb der Beziehung führt meinen Beobachtungen nach häufig zu Spannungen. Ein Mann brachte es mit seiner Feststellung auf den Punkt.

»Ich kann es meiner Frau nicht recht machen – gleich, was ich tue. Bin ich stark – was Sie von mir erwartet –, wirft sie mir vor, dass ich mir nicht so sehr ein Kind wünsche. Weine ich, weil ich selber traurig bin, bekomme ich den Vorwurf, sie nicht zu stützen und sie mit meiner Trauer zusätzlich zu

belasten. Sage ich was, ist es nicht das Richtige, schweige ich,
ist es auch falsch. Ich bin genauso traurig, bekomme aber
keinen Raum, weil meine Frau wohl den alleinigen Anspruch
auf die richtige Trauer hat.«

Zudem habe ich beobachtet, dass der Fokus der Partner in dieser Phase verschieden ist. Für den Mann steht die Trauer seiner Partnerin im Vordergrund – und seine häufig wahrgenommene Unfähigkeit, mit dieser umzugehen. Er sorgt sich in der Regel sehr und merkt, dass er sie nicht auffangen kann. Für die Frau steht das »Nicht-Kind« im Zentrum ihres Schmerzes. Sie ist in diesem Moment häufig nicht in der Lage, andere Dinge wahrzunehmen, wie z. B. die Trauer ihres Mannes.

Um solche Spannungen zu umgehen, wäre eine Auseinandersetzung mit den jeweiligen Erwartungen im Vorfeld hilfreich. Sprechen Sie darüber, welches Verhalten Sie sich in dieser Situation von Ihrem Mann wünschen, und hören Sie auch bei seinen Erwartungen genau hin. Traurig sind Sie beide – wie können Sie sich also gegenseitig trösten?

Ergebnis positiv – doch dann folgt die Angst vor einer Fehlgeburt

Die Angst vor einem negativen Schwangerschaftstest wird – ist dieser denn positiv – unmittelbar von der Angst vor einer Fehlgeburt abgelöst, d. h., fast zeitgleich mit der unendlichen Freude, endlich »fast« am Ziel – dem Wunschkind – angekommen zu sein, setzt das Misstrauen in die Fähigkeit des Körpers ein, das Kind zu »halten«. Dabei ist das Wörtchen »fast« die emotionale Falle, da nun wenig hilfreiche innere Bilder aktiviert werden, die wiederum körperliche Veränderungen mit sich bringen.

Die Leichtigkeit und Freude auf der einen Seite und diese manchmal Oberhand gewinnende Angst, »etwas könnte nicht gut gehen«, wechseln sich ab. Leider ist es auch so, dass alle

Frauen mindestens eine Freundin haben oder eine Frau kennen, die innerhalb der ersten 12 Wochen eine Fehlgeburt erlitten hat, und daher dem Irrglauben verfallen, dieses Wissen hätte irgendeine Aussagekraft über die Wahrscheinlichkeit einer Fehlgeburt in genau ihrem Fall. Ein guter Weg, sich ein wenig von dieser Sorge zu distanzieren, wäre, sich zu verdeutlichen, was den Nährboden dieser Angst bildet: Kommt es vom Hörensagen – da ist eine Freundin einer Freundin, der ist Folgendes passiert …? Statistiken, die besagen, dass ab einem gewissen Alter die Wahrscheinlichkeit für eine Fehlgeburt steigt? Familientraditionen, nach denen die Mutter oder Großmutter viele Fehlgeburten erlitten hat? Oder eigene Erfahrungen?

Alle Punkte – außer dem letzten – lösen sich auf, wenn frau es schafft, sich für einen Augenblick emotional distanziert mit dieser Begründung und ihrer Aussagekraft auf den eigenen Verlauf der Schwangerschaft zu beschäftigen.

Obwohl in den ersten 12 Wochen die Sorge vor dem Verlust des »Kindes« immer da ist, fühlt frau sich bei Eintreten dieser Situation völlig unvorbereitet. Klar, wie kann man sich auf solch eine Situation auch vorbereiten? Die Situation wird als umso schlimmer und ungerechter empfunden, je näher der Zeitpunkt der Fehlgeburt an diese »magische Grenze« der 12 Wochen herangerückt ist. Dies hat nicht nur mit der Identifikation mit der Schwangerschaft zu tun, die ja mit der voranschreitenden Zeit immer größer wird, sondern auch mit dem Gefühl, kurz vor dem Ziel um etwas, was fast erreicht schien, betrogen worden zu sein.

Die Marke der 12. Woche wird bei Frauen, die die Erfahrung einer Fehlgeburt bereits gemacht haben, ersetzt durch die Woche, in der die Fehlgeburt stattgefunden hat. Hat eine Frau z. B. bei einer vorausgehenden Schwangerschaft das Kind in der 8. Woche verloren, wirkt diese 8. Woche bedrohlich und unkontrollierbar. Die Angst, dass sich das Schicksal wiederholt, wächst, je näher die 8. Woche der Schwangerschaft rückt. Psychisch und emotional wird so getan, als wäre die bereits gemachte Erfahrung unumstößlich und ihre Wiederholung abgemachte Sache.

Ein bewusster Umgang mit der Situation wäre hier hilfreich. Dabei könnte die Auseinandersetzung mit folgenden Fragen die Sorge vor einer erneuten Fehlgeburt mildern:

- Was gibt Ihnen Anlass zu der Sorge, Sie könnten das Kind verlieren (z. B. frühere Erfahrung? Freundinnen, die aktuell eine Fehlgeburt erlitten haben? Körperliche Symptome, die Sie nicht einordnen können?)?
- Welcher Teil der Sorge ist berechtigt (z. B. Symptome, die abgeklärt werden müssen), und was davon sind diffuse Vermutungen?
- Was brauchen Sie, um wieder Vertrauen in die Fähigkeiten Ihres Körpers zu bekommen, eine Schwangerschaft zu halten und ein gesundes Kind auf die Welt zu bringen?
- Wie können Sie die Erkenntnisse, die Sie aus den Antworten gewinnen, für sich nutzen?

Folgende inneren Bilder sollten Sie aktivieren:

Stellen Sie sich mehrfach am Tag vor, wie Sie im 7. Monat der Schwangerschaft aussehen, wie rund Ihr Bauch zu diesem Zeitpunkt ist, wie Ihr Alltag aussieht usw.

Stellen Sie sich weiterhin vor, wie Sie kurz vor der Geburt des Kindes aussehen. Der Bauch ist riesig, und Sie freuen sich darauf, bald Ihr gesundes Kind in den Armen zu halten.

Letztes Bild: Stellen Sie sich vor, wie Sie daheim mit Ihrem Kind auf dem Sofa sitzen, es in Ihrem Arm halten und bewundern. Ruhe und Dankbarkeit begleiten Sie.

Sollten Sie aktuell keine Fehlgeburt erlitten haben, überspringen Sie das folgende Kapitel. Sie brauchen dieses Wissen nicht. Genießen Sie Ihre Schwangerschaft weiterhin in Ruhe!

Das Unvorstellbare ist eingetreten: eine Fehlgeburt!

Die Art und Weise, wie Fehlgeburten festgestellt werden, sind so vielfältig wie Schwangerschaften an sich. Ich habe Frauen erlebt, die davon geträumt hatten und beim Aufwachen völlig abgeklärt wussten: Das Kind ist tot. Genauso habe ich Frauen erlebt, die einen Termin beim Arzt hatten, um den Mutterpass abzuholen, und stattdessen die Nachricht bekamen, dass das Herz aufgehört hat zu schlagen. Ebenso die Frauen, die wöchentlich Ultraschall haben machen lassen, weil sie die Ahnung hatten, dass etwas nicht in Ordnung ist. Oder diejenigen, die plötzlich von Blutungen überrascht wurden und die Hoffnung hegten, dass dies nichts zu sagen habe.

Wie auch immer – es war bisher eine Angst, die nun zur Gewissheit geworden ist. Die Schwangerschaft ist beendet.

Eine Klientin schildert ihre Gefühle folgendermaßen:

»Jedes Mal, wenn ich leichte Befürchtungen hatte (es könnte nicht klappen oder so), habe ich einfach meine Hände auf meinen Bauch gelegt und hatte das Gefühl, dass das Baby mir Kraft und Bestätigung gibt. Jetzt habe ich immer noch Schwangerschaftsanzeichen, aber wenn ich meinen Bauch widerwillig anfasse, fühle ich nur Schmerz und unendliche Traurigkeit. Es ist das absolute Ende des Traumes, dessen, wofür ich die letzten Wochen und Monate gekämpft habe. Das Ziel ist nicht erreicht, dennoch ist die Fahrt endgültig zu Ende. Was kommt jetzt, worauf soll ich meine ganze Kraft und meine Gedanken, Wünsche und Hoffnungen richten? Ich habe keinen Boden mehr unter den Füßen und dennoch fühle ich, dass es weitergeht. Es gibt Momente, in denen ich ganz ruhig und gefasst über die Zukunft nachdenke. Jedoch bleibt das ohne Resultat. Dann weine ich wieder hemmungslos und frage mich, warum das Ganze. Wir hatten drei plus einen

Versuch. Der letzte war superoptimal, jeder war an seinem Platz, mein Mann und ich waren mental und körperlich auf dem höchsten Level. Ich hatte mein ganz persönliches Kompetenzteam. Dennoch hat es nicht gereicht. Wir, ich habe alles richtig gemacht, doch ich werde niemals die Möglichkeit haben, meinen Kindern meine Welt und meine Gefühle zu zeigen. Und diese Endgültigkeit raubt mir im Moment den Atem und jegliche Kraft. Ich weiß, dass ich auch das schaffen werde, alleine aus dem Grund, weil ich einen Mann und Freunde und liebe Menschen an meiner Seite habe, die mich gerne haben und die mir helfen – so oft und so stark, wie ich es brauche. Aber das alles kann mir im Moment nicht den Schmerz nehmen. Mein Mann und ich haben so viel Geld für die ganzen Behandlungen gezahlt, sicherlich kein Argument, jedoch habe ich das auch im Hinterkopf. Aber jetzt kann ich einfach nicht mehr, ich habe keine Kraft mehr. Wenn ich 10 oder 5 Jahre jünger wäre, würde ich sagen: Okay, wir, ich verarbeite alles, fange erst einmal wieder ein normales Leben an, orientiere mich neu und sammle wieder Kraft, und wenn ich in ein oder zwei Jahren immer noch Kinder haben möchte, dann wagen wir noch einen Versuch. Aber der Kinderwunsch kam bei mir zu spät. Deshalb ist hier jetzt Ende und ich muss jetzt einen Weg finden, Kraft zu tanken und endlich mein Leben wieder zu leben. Wer weiß, wofür das alles gut ist. Wer weiß, was das Leben mit mir noch vorhat, dass dieser Wunsch nur ein Wunsch bleibt. Es muss einen Grund haben, denn sonst habe ich Angst, dass ich daran zerbreche. Aber das werde ich nicht, jetzt erst recht, wie auch immer das aussehen wird. Das Einzige, das ich weiß und dessen ich ganz sicher bin, ist die Liebe meines Mannes. Und dafür lohnt es sich, dass ich mich zusammenreiße und wieder von vorne anfange.«

Alle Frauen sind erst einmal schockiert. Dies kann sich in einem dumpfen Gefühl äußern und der Verwunderung darüber, dass ja alles doch nicht so schlimm ist wie erwartet, oder in dem »Funktionieren«, solange Arzttermine anstehen, und dem langsamen Durchsickern des Gefühls unendlicher Trauer und Verzweiflung.

Ich habe Frauen erlebt, die noch am gleichen Tag, an dem sie die Nachricht erhalten haben, einen Termin zur Ausschabung haben wollten, aber auch Frauen, die das tote Kind noch eine Woche mit sich getragen haben, um sich zu verabschieden.

Wie immer in solchen Situationen gibt es kein »richtig« oder »falsch«. Es gibt nur eines: Was fühlt sich gut oder weniger gut an? Kein Außenstehender kann einen vernünftigen Rat geben. Es gibt medizinische Empfehlungen, die den Rahmen bieten. Wie er ausgefüllt wird, hängt von Ihnen ab. Tun Sie das, was sich für Sie gut anfühlt. Nehmen Sie wenig Rücksicht auf andere, sondern lassen Sie sich von Ihrem Gefühl leiten.

Etwas Schreckliches ist Ihnen widerfahren, und nun brauchen Sie Zeit, sich neu zu orientieren. Sie waren in einer anderen Welt und sind nun zurückgekommen. Erlauben Sie sich also diese Zeit der Umorientierung, der Trauer, der Verzweiflung. Unvorstellbar im Moment – aber sie wird vorbeigehen. Jeden Tag ein wenig mehr.

Was nun im Vordergrund steht, ist eine Verabschiedung von dem Kind, von den Vorstellungen, die Sie sich bereits von ihm und von dem Leben mit ihm gemacht haben. Geben Sie dem Kind innerlich die Freiheit, sich so entschieden zu haben. Treten Sie in einen Dialog mit ihm und entlassen Sie es, wenn die Zeit gekommen ist. In Ihrem Herzen wird es immer einen Platz haben, da es da war, real für eine Zeit, Ihr Kind. Geben Sie ihm einen Namen, den es in Ihrer Erinnerung trägt. Wenden Sie sich auch wieder mehr Ihrem Partner zu. Reden Sie mit ihm und nehmen Sie wahr, wie es ihm geht. Sie tragen den Kummer nicht alleine, er trägt mit und kann Sie – wenn Sie es erlauben – sogar entlasten. Sie können für eine Zeit auch eine Kerze anzünden, die das Kind symbolisiert. Zünden Sie diese Kerze immer dann an, wenn Sie besonders traurig sind oder in Kontakt mit ihm treten wollen – oder einfach nur als Zeichen für Ihren Mann, dass Sie im Moment in Gedanken wieder bei dem Kind sind und Ruhe haben möchten.

Auf die Zeit der Trauer und der Verabschiedung sollte auch eine Zeit der Neuausrichtung folgen und eine Wiederannäherung an Ihren Alltag, an Ihre Freunde usw. Sie werden merken, wann Sie wieder bereit dazu sind. Wenden Sie den Blick ab von dem toten Kind wieder hin zu allem Lebendigen.

Ziel ist nicht, die Trauer um das Kind völlig abzustellen. Dieses Ziel ist nicht erreichbar. Es ist vielmehr so, dass die Trauer immer weniger Raum einnehmen wird und ihre Tiefe abnimmt. Ziel ist es, dass es nur noch Momente werden, die aufflammen, die Sie als solche wahrnehmen, die Sie jedoch nicht mehr einengen.

Wie geht es weiter?

Leider ist es so, dass mit jedem erfolglosen Versuch die Angst und die Zweifel wachsen, jemals ein Kind zu bekommen. Warum? Zum einen ist dies eine ganz natürliche Reaktion des Kopfes, der so gerne seine Erfahrungen als Grundlage seiner Gefühle und Zukunftsprognosen nimmt. Wenn etwas beim einen Mal nicht funktioniert, warum sollte es dann beim nächsten Mal gehen? Dieser Mechanismus, die Welt zu erklären, ist im Alltag recht hilfreich, weil er dazu animiert, Dinge, die nicht laufen, zu ändern. Im Falle einer Kinderwunschbehandlung ist diese Denkweise jedoch eher hinderlich.

Wenn die Menschheit ausschließlich den bisherigen Erfahrungen trauen würde, hätte zu keinem Zeitpunkt eine Veränderung stattgefunden. Auch Sie würden noch auf dem Rücken liegen und sich aus dieser Position die Welt erklären. Sie hätten wahrscheinlich nie Laufen gelernt, denn – hätten Sie gleich zu Beginn Ihrer Erfahrung misstraut durch die Idee »Da kann es ja noch eine andere Art geben, die Welt wahrzunehmen (nämlich aufrecht)«, dann spätestens hätte Sie Ihre nächste Erfahrung gelehrt, dass man hinfällt, wenn man beide Hände loslässt und einen Fuß zu einem möglichen Schritt vom Boden anhebt. Wie kann es also sein, dass Sie laufen können?

Um sich zur Kinderwunschbehandlung zu motivieren, wäre es daher hilfreicher, den eigenen bisherigen Erfahrungen zu misstrauen. Ein gescheiterter Versuch sagt noch nichts über den Erfolg des nächsten Versuchs aus. Und auch 2 gescheiterte Versuche sagen immer noch nichts über den Erfolg des 3. Versuchs aus.

Nochmals schwieriger wird die Situation, wenn medizinisch keine Erklärung für die nicht eintretende Schwangerschaft gefunden wird. Psychisch ist es leichter zu verarbeiten, wenn man einen externen Grund für das »Scheitern« findet. Diesen Grund kann man aus dem Weg räumen und hat dadurch eine veränderte Situation mit einem veränderten Ausgang. Gibt es jedoch keine Erklärung, kann auch nichts verbessert werden, ergo sinken subjektiv die Chancen, dass der nächste Versuch in einer Schwangerschaft endet. Denn: Wenn ich nichts ändern kann, bleibt alles gleich – und der Ausgang ist negativ. Vorsicht Gedankenfalle!

Seltsamerweise schleichen sich nach mehreren erfolglosen Versuchen ganz heimlich und gegen den bewussten Willen der Frau Zweifel an der Beziehung zum Partner mit ein. Die meisten Frauen erschrecken dabei über sich selber, da dieser Gedanke nicht zu dem tatsächlich erlebten Gefühl der Qualität ihrer Beziehung passt, die gerade durch die Schwierigkeiten, die man gemeinsam durchsteht, enger geworden ist. Sie fühlen sich wie Verräter, die – anstatt zu bleiben und zu kämpfen – doch lieber einen Gedanken daran verschwenden, diesen schweren Weg zugunsten eines leichteren Fortkommens zu verlassen. So sagt dieser Zweifel auch tatsächlich nichts über den Stand der Beziehung aus als vielmehr darüber, dass sich der Wunsch nach Leichtigkeit und Normalität meldet: Es wäre doch schön, einfach schwanger zu werden.

Doch, wie kann es nun weitergehen? Klären Sie folgende Fragen für sich:

- Wie geht es Ihnen aktuell?
- Wie schätzen Sie Ihre körperliche Belastung momentan ein?
- Wie würde Sie gerne weiter vorgehen, wenn Ihnen alle Optionen offenstünden?
- Wie würde Ihr Partner weiter vorgehen?
- Welche alternativen Optionen sehen Sie für sich bzw. sehen Sie als Paar für sich?
- Wie können Sie die Erkenntnisse, die Sie aus den Antworten gewinnen, für sich nutzen?

Wie viele Versuche noch?

Das ist eine Frage, die sich sofort nach einem gescheiterten Versuch geradezu aufzudrängen scheint. Sie ist trügerisch, da sie dazu verleitet, sofort wieder in Aktionismus zu verfallen. Wenn sie beantwortet wird, gibt sie ja das weitere Vorgehen vor. Der Schwerpunkt liegt dabei auf »machen« und nicht auf »fühlen«. Eines fühlen viele Frauen jedoch – sie fühlen sich außerstande, diese Frage zu beantworten. Eine Klientin beschrieb dieses Gefühl so:

> *»Es geht um die Entscheidung, sich immer wieder aufzurappeln, um dann ins Bodenlose zu fallen.«*

Meines Erachtens ist es auch gar nicht nötig, diese Frage abschließend zu klären, da man den Weg, den man gehen wird, nicht an einer Zahl festmachen sollte, sondern am Befinden des

Paares. Manche Paare entschließen sich sofort, zum nächstmöglichen Termin einen neuen Versuch zu starten. Andere hingegen wünschen sich eine Pause, Abstand oder die Betrachtung von Alternativen. Auch die Meinung des behandelnden Arztes sollte das Paar sich anhören.

Wie auch immer Sie sich entscheiden, es sollte eine Entscheidung sein, zu der Sie und Ihr Partner auch in 10 Jahren noch stehen würden. Bei dieser Gelegenheit sollten Sie auch die anderen Ihnen zur Verfügung stehenden Wege des Lebens mit einem Kind denken – so z. B. die Möglichkeit einer Adoption oder eines Pflegekindes. Aber vorher möchte ich Ihnen noch einen kleinen Denkanstoß zur Betrachtung Ihrer Beziehung geben:

Ist Ihr Partner noch »an Bord«?

Schon wieder die Rolle des Mannes! Ja, meine Damen, wenn Sie Ihr Hochzeitsfoto betrachten: Da war doch noch wer.

Meinen Beobachtungen zufolge sind die »Männer« bei den ersten ein bis zwei Versuchen noch präsent, treten dann jedoch immer mehr in den Hintergrund. Noch nie habe ich bei einem Mann die folgende Haltung erlebt: »Der letzte Versuch hat nicht zu einer Schwangerschaft geführt, lass uns den nächstmöglichen Termin suchen, bei dem wir wieder starten können.« Dagegen habe ich schon häufig die Aussage vernommen: »Lass uns warten, erhol dich erst einmal.«

Und genau an diesem Punkt beginnen die Partner, sich voneinander zu entfernen: Der Frau ist es ein dringliches Bedürfnis, einen Versuch nach dem anderen zu starten, die Männer bremsen und mahnen zur Besonnenheit. Die Frau entwickelt das Gefühl, die Zeit als Gegenspieler zu haben, der Mann will die Zeit nutzen, um wieder zur Ruhe zu kommen. Es erscheint fast so, als ob die Frauen über die Anzahl der Versuche, also die Quantität, das positive Ergebnis erhalten wollen, während die Männer über Qualität zum Ziel gelangen wollen. Ihr Argument ist häufig: Wenn der Körper erholt und frisch ist, klappt es vielleicht eher. Sie nehmen auch unterschwellig die Fixierung der Frau auf das Kinderwunschthema wahr, lange bevor die Frau dies selbst bemerkt.

Der Umgang mit der Frage »Wie gehen wir weiter vor?« entscheidet meines Erachtens, ob der Mann mit im Boot bleibt oder sich für den Rest der »Reise« verabschiedet. Häufig setzt sich die Frau mit ihrem Wunsch einer schnellen Hormonbehandlung durch und erreicht dies in der Regel über ihr »Leiden«. Der Mann sieht, dass es seiner Frau nicht gut geht und stimmt einer zeitnahen Wiederholung des Versuchs zu – in der Hoffnung, seine Frau wieder zufrieden zu sehen. Seine Frau dagegen wird nicht unbedingt zufriedener, sondern nur aktiver. Sie ist wieder beschäftigt und muss daher nicht über die letzte Erfahrung nachdenken. Sie richtet sich sozusagen nach vorne aus. Das Thema Kinderwunschbehandlung nimmt nun aber innerlich noch mehr Raum ein, da die gemachte Erfahrung des Misserfolgs die Euphorie des ersten Versuches dämpft.

An diesem Punkt befindet sich die Frau also in einem Zustand, der für den Mann nur schwer nachvollziehbar ist: Sie möchte die »Angelegenheit« so schnell wie möglich hinter sich bringen, weil ein positives Ergebnis die Zeit des Leidens und der Unsicherheit verkürzt. Andererseits verliert sie eben diesen Glauben an ein gutes Ende. Diesen inneren Konflikt der Frau kann der Mann häufig nur bedingt nachvollziehen, sodass er sich nach und nach entfernt. Sie und er leben an diesem Punkt auf emotional unterschiedlichen Planeten.

Dieses Entfernen wird anfänglich von der Frau nicht bemerkt, da sie die Zustimmung des Mannes nicht als Signal »Na, dann mach es eben, wie du es für richtig hältst – ich werde ja eh nicht gehört« nimmt, sondern als hundertprozentiges Einverständnis mit ihrer vorgeschlagenen Vorgehensweise. Irgendwann mündet dieser Prozess dann in der Aussage der Frau: »Ich habe das Gefühl, alles alleine machen zu müssen. Meinem Mann scheint das

Kind nichts zu bedeuten.« Diese Aussage ist zugleich richtig und falsch. Richtig ist, dass sie an diesem Punkt tatsächlich alles alleine regeln muss. Dies liegt aber nicht daran, dass der Mann kein Interesse mehr an einem gemeinsamen Kind hat, sondern dass er vorher dauerhaft das Signal von seiner Partnerin bekommen hat: »Halt du dich raus, ich bestimme selber, weil ich mehr leide.«

Still und leise ist also aus dem gemeinsamen Kinderwunsch ein Thema geworden, das viel Stoff für Vorwürfe, Verletzungen und gegenseitiges Unverständnis liefert. Ganz schnell kann dabei die Beziehung zur Debatte stehen und nicht mehr das gemeinsame Kind. Da dieses Thema inzwischen sehr emotional im negativen Sinne geworden ist, hinterlassen solche Auseinandersetzungen tiefe Verletzungen bei beiden Partnern.

Nun wäre es an der Zeit, sich zusammenzusetzen und wieder den gemeinsamen Nenner zu suchen. Die gegebene Situation ist nämlich nicht durch eine Veränderung der ursprünglichen Ziele entstanden, sondern lediglich durch unterschiedliche Vorstellungen über die Wege und Mittel, wie – und vor allem wie schnell – dieses Ziel erreicht werden soll. Dies herauszuarbeiten wirkt sehr versöhnlich und eröffnet Möglichkeiten, wieder gemeinsam zu planen.

Eine etwas andere Konstellation:
Ein Partner hat bereits ein Kind

Ab und an kommen auch Paare zur Kinderwunschbehandlung, von denen ein Partner bereits ein Kind hat. Das Schwierige an dieser Situation kann die Vermutung des Kinderlosen werden, der andere bringe nicht die gleiche Leidenschaft in die Erfüllung des Wunsches nach dem gemeinsamen Kind mit in die Beziehung. Unabhängig davon, dass dies eine Unterstellung ist, sind bei dieser Konstellation natürlich ganz andere Mechanismen wirksam. Tatsache ist, dass beide Partner unterschiedliche

Ausgangspunkte haben. Es erlebt nur der eine die tatsächliche Kinderlosigkeit, der andere hat bereits Erfahrung damit, wie es ist, Elternteil zu sein. Da stimmen die beiden emotionalen Welten nicht überein – was aber nicht zum Vorwurf werden darf. Was jedoch übereinstimmt, ist der Wunsch nach einem gemeinsamen Kind. Wird dieser Wunsch nicht erfüllt, tritt wieder das Trennende mehr in den Vordergrund – häufig in dem Vorwurf: »Dein Leiden ist mit meinem nicht vergleichbar (denn du hast ja schon ein Kind).«

Eine mögliche, häufig jedoch nicht angenommene Lösung könnte darin bestehen, dass man sich liebevoll mit um das Kind des Partners kümmert. Ich habe in meiner Praxis jedoch häufig erlebt, das gerade dieses Kind des Partners zum Symbol des »Trennenden« gemacht wird. Und je hingebungsvoller sich der Elternteil um sein eigenes Kind kümmert, desto schwieriger wird es für den kinderlosen Teil, mit dem Kind des Partners umzugehen, das so geliebt wird. Das Kind wird dabei nicht mehr als Teil des Partners wahrgenommen, sondern nur noch als Spiegel der eigenen Unzulänglichkeit. Eifersucht und negative Gefühle sowohl dem Kind als auch dem Partner gegenüber machen sich breit. Reflexionen über diese negativen Gefühle und deren Zuordnung – nämlich als eine andere Form des Trauerns – könnten in solchen Situationen hilfreich sein.

Plan B: Adoption oder Pflegekind?

Adoption

»Als ich das erste Mal ernsthaft über Adoption nachgedacht habe, merkte ich, dass das für mich kein Weg ist. Ich würde mich um eine Schwangerschaft betrogen fühlen.«

Die Kinderwunschbehandlung ist immer eng verknüpft mit dem Thema Weiblichkeit. Fast alle Frauen, die nicht schwanger werden können, zweifeln diese an. Sie erleben ihren Körper als defizitär, schmälern ihr Selbstwertgefühl dadurch, dass sie es sich ankreiden, nicht richtig zu »funktionieren«, oder betrachten sich in Konkurrenz mit Frauen, die schwanger sind. Es gibt also einen Teil auf dem Weg zum Wunschkind, der genau betrachtet gar nichts mit dem Kind an sich zu tun hat, sondern eher mit dem Erleben der Frau als Frau. Ein Kind zu bekommen ist gekoppelt an das Durchleben einer Schwangerschaft – d. h. die Fähigkeit des eigenen Körpers, ein Kind entstehen und heranwachsen zu lassen.

Dieser Aspekt steht für eine Zeit mindestens genauso sehr im Vordergrund wie der Wunsch nach einem Leben mit Kind. Daher ist die Auseinandersetzung mit einer Adoption auch immer gleichzeitig eine Auseinandersetzung mit dem Thema Weiblichkeit und der Rolle als Mutter. Als Mutter wird gemeinhin eine Frau definiert, die ihre befruchtete Eizelle ausgetragen und das Kind geboren hat. Es gibt also keine zweite Mutter für einen Menschen, da der Mensch als Kind nur das eine genetische Material besitzt und nur in dem Bauch der einen Frau war, die als Mutter bezeichnet wird. Für Frauen, die Kinder nicht ausgetragen, sondern »nur« großgezogen haben, gibt es Bezeichnungen wie: Stiefmutter, Pflegemutter, Adoptivmutter.

Fehlt das Erleben der Schwangerschaft auf dem Weg zu einem Kind, wird vielen Frauen bewusst, dass auch ein Teil der eigenen »Verwirklichung« in dem Gedanken an das Wunschkind stecken. Wäre allein das Kind im Vordergrund, stünde also eine Art des Lebens zur Debatte, würden sich viele Frauen leichter tun mit der Idee, das Kind einer anderen Mutter großzuziehen.

»Adoption kommt für mich zwar infrage, doch glaube ich, dass mein Mann Schwierigkeiten damit hätte.«

Während Frauen sich leichter mit dem Gedanken anfreunden können, ein fremdes Kind großzuziehen, lassen Männer sich – wenn überhaupt – nur zögernd auf diese Idee ein. Biologisch ist dies sicherlich nachvollziehbar, denn wenn ein Kind zum Paarsystem dazukommt, fühlt sich der Mann als der große »Verlierer«. Die Partnerin muss ihre Aufmerksamkeit, die bisher ihm ganz exklusiv sicher war, nun aufteilen. Zieht der Mann sein eigenes Kind groß, ist der Verlust auf der Paarebene zwar enorm, biologisch aber durchaus zu rechtfertigen, da er ja durch die Fortpflanzung die Weitergabe seiner Gene gesichert hat. Wird ein fremdes Kind betreut, entfällt der biologische Nutzen des Verzichts – es bleibt also nur der Verzicht.

Frauen, die ja in der Regel die Kindsbetreuung übernehmen, binden sich durch den täglichen Umgang mit dem Kind emotional stärker und bekommen auch mehr positive Rückmeldung von dem Kind – eben durch die Nähe und das stetige Umsorgen. Die Phasen, in denen das Kind den Vater ablehnt – die in jeder Entwicklung eines Kindes in jeder Familie vorkommen –, treffen den Adoptivvater daher doppelt hart.

Der Verzicht des Mannes – auf seine Partnerin, auf Freizeit, auf Teile seiner Lebensvorstellung und auch auf die bedingungslose Annahme durch das Kind – ist ein natürliches Thema in allen Familien. Beim leiblichen Kind bleibt jedoch der Status des biologischen Vaters als »einmalige, nicht austauschbare Instanz«.

»Adoption macht mir Angst, da ich nicht weiß, wie das Kind werden wird. Wenn ich die Eltern nicht kenne, kann ich auch nichts über das Kind aussagen. Und was, wenn es schwierig wird – kann ich das durchstehen bei einem fremden Kind?«

In Kindern sehen und suchen sich die Eltern gerne selber. Dies ist ein ganz normales Verhalten, unterstützt durch Großeltern, die Geschichten erzählen darüber, dass das Kind genau wie die eigene Tochter/der eigene Sohn ist. Dies macht einen Teil der Bindung der Familie an das Kind aus und zum Teil auch das Verständnis, das dem Kind entgegengebracht wird.

In schwierigen Situationen ist eine Reaktion daher häufig auch die Selbstreflexion der Eltern z. B. in der Suche nach dem »Von wem hat das Kind das?«. Diese Suche erleichtert es, das Kind so zu akzeptieren, wie es ist, und auch mit einem schwierigen Verhalten umzugehen, da dieses Verhalten hergeleitet werden kann. Diese Herleitung verhindert ein Gefühl des Unkontrollierbaren, des Ausgeliefertseins und auch der Ungerechtigkeit. Wenn etwas schon schwierig ist, dann soll es zumindest erklärbar oder steuerbar sein. Die Konfrontation mit schwierigen Situationen, die nicht eigenständig verursacht worden sind, wird als Ungerechtigkeit oder Willkür erlebt. Der Umgang damit wird durch diese Gefühle deutlich erschwert.

Die Eltern des Kindes nicht zu kennen ruft bei vielen Paaren Unsicherheit und Ängste hervor. Das Paar malt sich aus, dass es mit Verhaltensweisen und Eigenschaften des Kindes konfrontiert wird, auf die es keinen Einfluss hat. Ausgeliefert zu sein ist ein nur schwer zu ertragendes Gefühl. Kommt es nun zu schwierigen Situationen mit dem Kind – die bei Kindern schließlich vorprogrammiert sind und zur natürlichen Entwicklung gehören –, zweifeln sie im Vorfeld schon ihre innere Bereitschaft an, diese Krisensituationen gelassen durchzustehen.

Adoption – wie geht man vor dem Kind damit um?

Ein weitverbreitetes Gerücht lautet, dass Adoptionen immer schwierig verlaufen. Betrachtet man Kinder, die adoptiert wurden, scheint es zwei Möglichkeiten des Umgangs mit den Adoptiveltern zu geben: totale Dankbarkeit oder totale Ablehnung.

Ersteres findet man vermehrt bei »Kindern«, die Klarheit über ihre Situation hatten. Die Adoptiveltern haben sich schon sehr früh als solche ausgegeben, begleitet mit der Haltung: »Wir sind nicht deine Eltern – können dies auch nie werden – wir haben dich aber ausgesucht, um dich großzuziehen und an unserem Leben teilhaben zu lassen. Das, was wir dir geben, geben wir dir gerne.« Es hat aber nicht die Selbstverständlichkeit, die es zwischen Eltern und leiblichen Kindern gibt.

Dieser Umgang mit einer Adoption lässt dem Adoptivkind in der Regel die Freiheit, jederzeit nach seinen leiblichen Eltern zu fragen oder diese zu suchen. Erstaunlicherweise zeigen Kinder, deren Adoptiveltern ihnen diese Freiheit lassen, bemerkenswert wenig Interesse daran, diese wahrzunehmen – dies zum einen aus einer falsch verstandenen Dankbarkeit heraus und zum anderen aus dem Gefühl heraus, die Adoptiveltern durch ihr gezeigtes Interesse an den biologischen Eltern zu verletzen. So verzichtet der heranwachsende Mensch aus Dankbarkeit den Adoptiveltern gegenüber darauf, seine biologischen Wurzeln zu erforschen, was zur Folge hat, dass häufig eine innere Leere empfunden wird, die durch nichts gefüllt werden kann. Adoptiveltern wären in diesen Fällen gut beraten, das Kind zu ermuntern, nach den leiblichen Eltern zu forschen, sodass es ein Bild von seiner biologischen Zugehörigkeit entwickeln kann. Entgegen der Befürchtung der Adoptiveltern, auf diesem Wege etwas von der Zuneigung und Aufmerksamkeit ihres Zöglings zu verlieren, zeigt sich meist das Gegenteil: ein Mensch, der sich genauso freiwillig an seine Ersatzeltern bindet, wie diese sich an ihn gebunden haben.

Schwierigkeiten treten hingegen in den Fällen auf, in denen Adoptiveltern die Position der leiblichen Eltern ersetzen wollen. Dabei wird negiert, dass das Kind eine eigene, andere Herkunft hat. Um einen Ausgleich zu dieser emotional unstimmigen Situation zu schaffen, bleibt dem Kind geradezu nichts anderes übrig, als die Dinge »richtigzustellen«, sprich, die eigene Herkunft und das »Nicht-dazu-Gehören« zur Adoptivfamilie vehement zu verteidigen. Dies drückt sich in Streit, Zurückweisungen und Undankbarkeit aus – die genau betrachtet nur der Versuch des

Kindes sind, darauf hinzuweisen, dass es nun einmal nicht so dazu gehört, wie die Adoptiveltern ihm gerne weismachen wollen. Das Kind verbietet es sich also, das anzunehmen, was es bekommt, weil es als Preis dafür die eigene Herkunft verleugnen müsste.

Adoptivkinder schleppen oft lebenslang das Gefühl der mangelnden Wertigkeit mit sich herum. So sehr sich Adoptiveltern auch mühen, diesem Gefühl entgegenzutreten, so sicher ist es dennoch da. Die quälende Frage lautet: »Warum war ich es nicht wert, dass Mama und Papa mich behalten haben?« Die Auseinandersetzung mit diesem Thema ist häufig schmerzhaft für den heranwachsenden Menschen. Der Schmerz darüber kann zwar über den Verstand in Grenzen gehalten werden – z. B. über das Wissen um die Umstände, die zur Adoption geführt haben, und das Entwickeln von Verständnis für die leiblichen Eltern – gefühlt bleibt jedoch immer der Zweifel an der eigenen Wertigkeit.

Ebenso sollten Adoptiveltern bedenken, dass die Kinder von den Fragen begleitet werden, wer sie sind und wo sie herkommen. Diese lassen sich nur beantworten, wenn das Kind die Freiheit verspürt, dem Interesse an seinem Ursprung unter wohlwollender Begleitung durch die Zieheltern nachgehen zu können.

Pflegekind

Das Verfahren, ein Pflegekind in die Familie aufzunehmen, ist unkomplizierter als das einer Adoption. Doch ist die Aussicht, ein Kind eventuell nur auf Zeit begleiten zu dürfen, für viele potenziell geeignete Pflegeeltern eher abschreckend. Der Gedanke, einen kleinen Menschen in sein Herz zu schließen und ihn dann wieder abgeben zu müssen, ist für viele unerträglich.

Auch die Zusammenarbeit mit dem Amt und den leiblichen Eltern und die damit einhergehende Fremdsteuerung von Terminen oder gefühlter Überwachung wirkt auf viele einengend, sodass die Beschäftigung mit der Möglichkeit, ein Pflegekind aufzunehmen, nach Überlegung dieser »Nachteile« bereits wieder aufhört.

Adoption oder Pflegekind sind die Möglichkeiten, die zur Verfügung stehen, sollte die Kinderwunschbehandlung erfolglos bleiben. Doch was, wenn keine dieser Möglichkeiten für Sie umsetzbar erscheint? Eine Möglichkeit, die viele Frauen bis zu diesem Punkt, an dem alles versucht wurde, weit von sich gewiesen haben, ist: die Auseinandersetzung mit einem Leben ohne Kind.

Theorien zum Thema Kinderwunsch

Ich habe mich lange gefragt, warum sich Paare ohne Kinder häufig als nicht glücklich (die genaue Definition von Glück sei mal dahingestellt) erleben.

Was macht eigentlich so unzufrieden in einer Situation ohne Kind? Man könnte doch annehmen, dass es so viele Dinge auf der Welt gibt, die zufrieden machen. Ein kinderloses Paar hat zumindest zwei unschätzbar wichtige Dinge: den Partner und die grenzenlose Freiheit. Diese kann – um nur einige Dinge aufzuzählen – darin bestehen, als Frau den eigenen Körper zu kontrollieren, lange und vor allem ungestört zu schlafen, den Alltag in der größtmöglichen, auch finanziellen Freiheit zu gestalten. Einfach schön leben zu können – das hört sich doch verdammt erstrebenswert an. Warum macht das nicht glücklich?

Paare mit Kindern – und gerade Mütter – erleben dagegen häufig größtmögliche Fremdbestimmung. Auch hier nur einige Kostproben: Der eigene Körper gerät außer Kontrolle, der Schlafrhythmus ist kindgesteuert: in den ersten Jahren, weil immer etwas ist, angefangen von Zahnen, Krankheit, Durst, Alpträumen, Vorfreude u. v. a. m., und in der Pubertät oder später, weil die Kindern nicht dann daheim sind, wann sie daheim sein sollten, oder Dinge anstellen, die das Potenzial haben, einem gründlich den Schlaf zu rauben.

Mütter sind einer permanenten Geräuschkulisse ausgeliefert, die stressbegünstigend ist, finden sich in sozialen Gefügen wieder, die sich z. B. danach zusammensetzen, ob die Kinder »gut miteinander spielen«, verbringen Nachmittage auf lauwarmen Sitzbänken in Schwimmbädern, sind nicht mehr auf dem neuesten Stand der modischen Entwicklung – und wenn doch, dann befinden sich diese Kleider nicht im heimischen Schrank, weil entweder kinderuntauglich oder zu teuer oder weil die Anschaffung von neuen Kinderklamotten und Schuhen, aus denen die Kinder schon wieder herausgewachsen sind, gerade im Vordergrund steht.

Der Partner wird als wertend, als jemand, der sich nicht an der Kindererziehung beteiligt, oder aber auch als sexuell fordernd erlebt – einfach aus der eigenen Überlastung heraus. Kurztrips in andere Teile der Erde sind weitgehend unmöglich, da nicht kindertauglich. Und wenn etwas geplant ist, dann muss man um die Umsetzung fürchten, weil Kinderkrankheiten oder neue Entwicklungssprünge dazwischenkommen können, die besonders gefürchtet sind, weil a) unvorhersehbar und b) potenziell beziehungsgefährdend.

Warum also dieser Wunsch nach Kindern?

Grenzerfahrungen und familiäre Bindung

Kinder bringen Frauen an körperliche und psychische Grenzen – im Positiven wie im Negativen. Es gibt keine der Schwangerschaft und Geburt vergleichbare Erfahrung. Leben entstehen zu lassen und auf die Welt zu bringen ist eine Erfahrung von Größe. Festzustellen, dass frau fähig ist, mit dieser Form von Schmerz umzugehen, Schmerz also zielgerichtet und produktiv zu erleben, ist eine unvergleichliche Grenzerfahrung.

Nach dieser sehr eindrücklichen Vorstellung der Fähigkeiten des eigenen Körpers gibt es fortan nichts im Leben, was die Emotion der Eltern so tief und nachhaltig bestimmen kann wie ein Kind. Im Positiven ist es die Erfahrung von bedingungsloser Liebe und kritikloser Annahme der eigenen Person (zumindest bei kleinen Kindern). Im Negativen bedeutet dies eine Vorführung der eigenen Emotionen und Unzulänglichkeiten: Nichts kann wütender machen als Kinder, nichts bringt uns in so tiefe Trauer, macht uns so ohnmächtig, verletzt so sehr wie die Ablehnung der eigenen Kinder. Um nichts sind Eltern besorgter als um das Wohlergehen und die Entwicklung der eigenen Kinder.

Für die Beziehung sind Kinder eine genauso große Freude wie auch Belastung. Die Partner lernen Seiten aneinander kennen, die sie eher zusammen- oder eben auseinanderbringen. Nichts kann ein Paar nachhaltiger spalten als ein Kind. Und nichts trifft den Partner im Falle einer Scheidung mehr als die Auseinandersetzung um das Kind.

Kinder sind eine fortdauernde Selbsterfahrung: Die eigenen sozialen Fähigkeiten werden täglich neu überprüft, die eigene Liebesfähigkeit sowie die Fähigkeit, Grenzen zu ziehen, die eigene Standhaftigkeit und Reife müssen immer wieder abgerufen werden.

Und trotzdem ist dieser Wunsch da – ist er rein biologisch? Nicht nur. Die Biologie spielt sicher mit – wobei ich noch nie ein Paar erlebt habe, das als Grund des Kinderwunsches die Weitergabe der eigenen Gene angegeben hat. Es ist viel mehr dieser Wunsch einer lebenslang andauernden Bindung, einer, die nicht gelöst werden kann, nach der wir Menschen uns sehnen – selbst zu dem Preis, dass diese Bindung uns großen Schaden zufügen könnte. Zu diesem Schluss könnte man kommen, wenn man die Überlegung mit einbezieht, dass die Adoption eines Kindes oder sogar die Pflege eines Kindes in der eigenen Familie emotional nicht den gleichen Stellenwert hat wie ein eigenes Kind. Bindungen, die sich aus Adoptionen oder aus der Situation mit einem

Pflegekind ergeben, sind konstruiert und können aufgelöst werden.

Ist ein Teil des Kinderwunsches also der Wunsch nach einer lebenslangen, nicht zu lösenden Bindung? Alle sozialen Kontexte, in die wir uns im Laufe unseres Lebens begeben, sind auflösbar. Wir können den Partner oder den Freundeskreis wechseln, die Arbeitsstelle, den Verein, den Urlaubsort. Wir können allen Konflikten aus dem Weg gehen und haben immer eine Hintertür. Sich in solchen Gefügen zu bewegen ist – genau genommen – keine wirkliche Leistung. Dahingegen stellt es eine andere Dimension des eigenen Erlebens dar, Konflikte auszuhalten und zu klären in einer Situation, die nicht aufzulösen ist – wie etwa in einem familiären Gefüge.

Nun könnte man anfügen, dass es in einem solchen Falle doch völlig ausreicht, sich als »Kind« in der Herkunftsfamilie zu bewegen, da gibt es doch ausreichend Bindungen, die nicht gelöst werden können. Richtig. Dabei fehlt jedoch das Erleben von eigenen Gestaltungsmöglichkeiten. In der Regel bleiben Kinder lebenslang emotional an die Eltern gebunden und schielen auch noch im Alter auf deren Gunst. Die eigenen Möglichkeiten der Entfaltung spielen sich also im Rahmen der von den eigenen Eltern vorgegebenen Werte ab. Eigene Kinder eröffnen dagegen Spielräume. Sie geben den jungen Eltern das Gefühl, ein eigenes Gefüge nach ihren Vorstellungen kreieren zu können und – das kommt dazu – etwas weitergeben zu können, was sie selber bekommen haben. Nehmen und das Bekommene weiterzugeben – also ein verdeckter Wunsch nach Ausgleich – ist sicherlich auch ein Teil des Kinderwunsches.

An dieser Stelle möchte ich einen kleinen Exkurs in die Theorie der systemischen Familientherapie unternehmen.

Jeder Mensch ist Mitglied einer Familie, die sich im Kleinen aus den Eltern und Geschwistern (Herkunftsfamilie) und im Großen aus der Herkunftsfamilie plus Großeltern, Urgroßeltern, Onkeln, Tanten usw. zusammensetzt – also der »Sippe«.

Betrachtet man die Herkunftsfamilie, Eltern und Kinder, findet man in diesem System vertikale und horizontale Beziehungen. Die »Eltern-Kind«-Beziehung ist eine vertikale: Die Eltern stehen – in Ebenen oder Stufen gesprochen – in der Ebene über den Kindern. Aus dieser Sicht sind die Eltern also groß, die Kinder klein. Diese vertikale Beziehung zwischen Eltern und Kindern bleibt lebenslang bestehen. Kinder – gleich welchen Alters – sind aus systemischer Sicht immer klein. Die Geschwisterbeziehung sowie die Beziehung unter den Partnern sind horizontale Beziehungen, d. h., die Kinder stehen auf einer Ebene/ Stufe, ebenso wie die Partner (Eltern) untereinander. Die Herkunftsfamilie hat so lange das stärkste »Gewicht« im Leben, bis ein »Kind« ein eigenes Kind bekommt. In diesem Fall tritt das Herkunftssystem in den Hintergrund, das neue System (Partner und Kind) in den Vordergrund. In diesem neuen System herrschen nun wieder vertikale Beziehungen zwischen Eltern und Kind, und diesmal ist das ehemalige Kind auf der Elternebene – also groß – und sein eigenes Kind »klein«. So schafft der Einzelne dadurch, dass er Kinder bekommt, gleich zwei Dinge: Er verlässt sein Herkunftssystem und gründet ein eigenes, das vor dem alten Vorrang hat, und er »verbessert« seine Position, indem er der gestaltende »Große« wird. Zudem trägt er dadurch zum Erhalt der »Sippe« bei, dass er seinen Beitrag zum Fortbestehen leistet.

Diese doch sehr theoretischen Gedanken drücken sich in dem realen Wunsch des Menschen nach einer einzigartigen Zugehörigkeit aus und darin, sich als Teil von etwas »Ganzem« zu erleben, nach etwas, was bleibt (in der emotionalen Fantasie zumindest) – selbst wenn dieses Gefüge, das hergestellt werden soll, eine Festlegung in eine Richtung mit sich bringt.

Und möglicherweise sucht die Psyche nicht nur nach Zugehörigkeit, sondern auch nach genau dieser Festlegung. Festlegung bedeutet immer auch eine Einengung. Und vielleicht ist es auch diese Form der Einengung, die das Individuum bei der

Fülle der Möglichkeiten braucht. Einengung bedeutet gleichzeitig auch eine vorgegebene Richtung. Eltern mit Kindern haben für eine gewisse Zeit ihres Lebens nur noch eingeschränkte Gestaltungsmöglichkeiten – erleben sich aber trotz dieser Einschränkung ihrer Wahlfreiheit als glücklich.

Wenn es also um das Erschaffen von etwas Eigenem, um Zugehörigkeit und Ausgleich geht, dann kann das ja durchaus auch im beruflichen Kontext oder in der Freizeit ausgelebt werden. Ja, auch das ist richtig. Dabei fehlen jedoch drei Aspekte des Erlebens, das nur von Kindern an die Eltern gegeben werden kann: die unauflösbare Bindung, die bedingungslose Liebe oder das kritiklose Angenommenwerden und die vertikale Beziehung in der Eltern-Kind-Konstellation. Und da wären wir wieder bei den ureigensten Bedürfnissen des Menschen: Bindung, Liebe, Gestaltung oder Verantwortung. Ist das der Motor des Kinderwunsches?

Und könnte da ein Ansatz liegen, mit einem nicht erfüllten Kinderwunsch umzugehen? Was würde das bedeuten?

Ein Leben ohne Kind – wie bereite ich mich darauf vor?

»The solution has nothing to do with the problem« – Die Lösung hat nichts mit dem Problem zu tun.

Ein anerkannter amerikanischer Psychotherapeut – Steve de Shazer – behauptet, die beschriebenen Probleme zu Beginn und die gefundenen Lösungen am Ende der Therapie stünden in keinem Zusammenhang zueinander. Während das Problem häufig durch ein eingetretenes Lebensereignis verursacht worden war, lag die Lösung aber in der Regel in der Fokussierung auf die eigenen Fähigkeiten.

Doch was bedeutet diese Erkenntnis? Zunächst einmal, dass Lebensereignisse, wie z. B. eine nicht eintretende Schwangerschaft, von außen kommen und in der Regel nicht kontrollierbar sind. Lebensverändernde Ereignisse können immer wieder und unvorbereitet eintreten. Ihnen vorzubeugen oder sie zu steuern ist unmöglich. Es ergibt also keinen Sinn, sich den Ereignissen zuzuwenden und wie das Kaninchen vor der Schlange darauf zu warten, was als Nächstes kommt. Die Lösung liegt nach de Shazer in der Wendung nach innen – hin zu den eigenen Fähigkeiten und Ressourcen. Die Besinnung darauf bringt die Lösung.

Dies bedeutet, dass die Lösung für das Nicht-schwanger-Werden nicht automatisch in immer neuen Versuchen liegen würde, schwanger zu werden, sondern in dem Besinnen auf die Fähigkeiten, eigenverantwortlich das Gefühl der Zufriedenheit wiederherstellen und steuern zu können, und aktiv auf bestimmte Erfahrungen zu verzichten – z. B. auf die Erfahrung von bedingungsloser Liebe eines Kindes und der nach einer unlösbaren Bindung zu einem eigenen Kind. Doch der Neuorientierung sollte eine Zeit der Trauer und des Verabschiedens vorausgehen.

Eine Geschichte

Es gibt eine Geschichte, die ich gerne als Trancegeschichte verwende. Sie führt Sie in drei Gärten:

Der *erste Garten* ist der Garten Ihrer erfüllten Wünsche. Wenn Sie ihn betreten, finden Sie darin alle Ihre Wünsche, die im Laufe Ihres Lebens in Erfüllung gegangen sind. Wenn Sie diese genau betrachten, wird Ihnen auffallen, dass viele Wünsche nach ihrer Erfüllung sofort in Vergessenheit geraten sind, da die Freude über das Eintreten von etwas sofort von der Sehnsucht des nächsten unerfüllten Wunsches überlagert wurde. Sehnsucht lässt sich eben nur so lange genießen, bis sie gestillt ist. Dieser Garten wird meist mit Freude und Dankbarkeit betreten.

Der *zweite Garten* ist der der unerfüllten Wünsche. Er ruft Gefühle von Leere und Trauer hervor. Sie können hier viele Wünsche finden, die einst wichtig waren, die viel Raum eingenommen haben und deren Nichterfüllung Sie für eine Zeit sehr enttäuscht hat. Vielleicht wurden Sie durch die eine oder andere Nichterfüllung sogar gezwungen, andere Wege einzuschlagen. Und vielleicht haben diese Wege Sie auch zu Orten und Erfahrungen geführt, die Sie – wäre der Wunsch erfüllt worden – niemals erreicht hätten. Wenn Sie hier genau hinsehen, ist die Trauer nicht durchgehend und auch nicht jederzeit fühlbar – sondern erst, wenn Sie sich wieder diesen unerfüllten Wünschen zuwenden.

Und *der dritte* ist der Garten der offenen Wünsche, der vor allem mit Sehnsucht und Hoffnung begangen wird. Darin finden Sie alle Ihre großen und kleinen Wünsche, wichtige und unwichtige. Es ist noch nicht entschieden, in welche Gärten sich diese Wünsche hier einordnen werden. Klar ist jedoch, dass je nach Lebensphase täglich neue dazukommen. Manche dieser Wünsche werden sogar von Ihnen gestrichen werden, da sie unter veränderten Lebensumständen nicht mehr sinnvoll erscheinen werden.

Ihr Kinderwunsch war lange im Garten der offenen Wünsche. Sie haben alles getan, was Sie für richtig gehalten haben, um ihn zu erfüllen, und nun scheint es an der Zeit, ihn bei den unerfüllten Wünschen einzuordnen.

Während Sie sich von manchen Wünschen leichter werden verabschieden können, war dies ein Lebenswunsch. Er stand nicht für sich alleine – so wie z. B. der Wunsch nach einem Kleid –, sondern für eine Art, sein Leben einzurichten. Er zieht viel mit sich, was ebenso nicht erfüllt wird.

Angefangen damit, dass Sie nicht die Erfahrung machen können, schwanger zu sein. Sie werden nie erfahren, wie es ist, ein Kind zur Welt zu bringen und es zu stillen. Sie werden sich nicht in der Rolle als Mutter oder gemeinsam mit Ihrem Partner nicht in der Rolle als Eltern erleben. Es wird Ihnen auch die Rolle als Großmutter versagt bleiben. Sie werden eine Menge Erfahrungen nicht machen können, die nur mit Kindern möglich gewesen wären. Eine Menge Glücksmomente mit Kindern bleiben versagt ebenso wie die unendlichen Tiefen, die Kinder hervorrufen können. Auch werden Sie nie diese Form von Abhängigkcit erleben können, in die Kinder Sie bringen können – genauso wenig wie die unendliche Freude oder unsägliche Wut und Verzweiflung.

Ihr Leben wird also immer ein Stück weit steuerbar bleiben. Sie können zu jedem Zeitpunkt frei entscheiden, wo, wie und mit wem Sie leben möchten – auch wenn Sie diese Entscheidung in diesem Moment mitunter ja gar nicht wollen oder sie derzeit noch nicht zu schätzen wissen. Ihr Freundeskreis wird sich wahrscheinlich ändern, Ihre Ziele werden neu ausgerichtet, das Wichtige muss neu entdeckt werden. Eine Menge Veränderungen, die Sie so nie wollten, denen Sie sich jetzt jedoch stellen sollten.

Dass der Kinderwunsch nicht erfüllt wurde, wird täglich präsent sein, da Sie jeden Tag mit Eltern und Kindern konfrontiert werden – und es ist ein hartes Stück Arbeit, gut damit zurechtzukommen. Die Erwartung ist unrealistisch, dass Sie eines Tages über den Schmerz und die Trauer der Kinderlosigkeit hinweggekommen sind. Sie wird immer da sein. Ihr Ziel sollte daher sein, Ihr Leben so einzurichten, dass die Abstände zwischen den schmerzvollen Augenblicken größer werden und die Tiefe des Schmerzes abnimmt.

Sie können also an der Oberfläche arbeiten und als Anregung die nächsten Kapitel nehmen. Diese Arbeit wird Ihnen den Alltag erleichtern. Am Kern arbeiten Sie nur, indem Sie trauern.

Wie kann man also damit umgehen?

Eine Klientin erzählt:

>*Als wir endlich die Entscheidung getroffen hatten, nun den Weg ohne Kinder einzuschlagen, habe ich mich merkwürdig erleichtert gefühlt. So, als wäre alles, was mich gebremst hat,*

*von mir abgefallen. Obwohl ich es nicht glauben konnte –
denn wir wünschten uns ja insgeheim immer noch ein Kind –,
hatte ich plötzlich ganz viel Energie. Ich fühlte mich nicht
mehr verpflichtet, mich ständig mit der Schwere in meinem
Leben auseinanderzusetzen. Ich durfte mir plötzlich wieder
über andere Dinge Gedanken machen.*«

Je nachdem, wie lange und intensiv Sie sich mit diesem Thema
beschäftigt haben, werden Sie vielleicht nicht direkt Zugang zu
dem erleichternden Aspekt der Entscheidung »Wir leben ohne
Kind« haben.

Daher ist zunächst eine Zeit des aktiven Trauerns und Verabschiedens angebrochen. Schreiben Sie all das auf, was für Sie
ohne Kind nicht in Erfüllung geht. Wichtig ist, dass es so detailliert und vollständig ist, wie Sie es eben können. Am besten ist
es, jede Vorstellung auf ein kleines Blatt zu schreiben und eine
Kiste einzurichten, die Kiste des unerfüllten Kinderwunsches.
Nehmen Sie sich dafür Tage oder sogar Wochen Zeit. Immer,
wenn Ihnen etwas einfällt, was sich nicht erfüllen wird, schreiben Sie es auf und verwahren Sie es in dieser Kiste.

Es wird schmerzlich sein, sich dem zu stellen. Lesen Sie gelegentlich, was Sie aufgeschrieben haben, und trauern Sie aktiv.
Sie können auch Ihren Partner mit einbeziehen und damit gut
den gemeinsamen Kinderwunsch verabschieden.

Irgendwann werden Sie merken, dass nun die Zeit gekommen ist, sich endgültig von diesen Wünschen zu verabschieden.
Woran auch immer Sie dies merken werden, Sie werden es wissen, wann es so weit ist. Nehmen Sie nun entweder die gesamte
Kiste und verstauen sie in einer Ecke, in der sie unbeachtet ste-
henbleiben kann, oder nehmen Sie nun die Zettel heraus, von
denen Sie sich verabschieden können, gehen Sie damit an einen
Fluss und lassen Sie sie vom Wasser davontragen. Es gibt keinen
Zeitrahmen, in dem Sie dies tun »müssen«. Jeder hat seine eigene innere Zeit.

Innere Glaubenssätze

Ein weiterer Schritt, Ihnen die Verarbeitung zu erleichtern, ist die aktive Auseinandersetzung mit Ihren inneren »Glaubenssätzen«. Diese Überzeugungen haben die unangenehme Eigenart, sich immer wieder mit Allgemeinplätzen zu Wort zu melden und alleine durch die Häufigkeit Ihres Auftretens so etwas wie Gültigkeit zu beanspruchen. Um sich klar zu werden, womit Sie sich täglich gedanklich malträtieren, wäre es ratsam, die Kandidaten aufzuschreiben, um sie – in Worte gefasst – vor sich zu sehen. Solche Überzeugungen können zum Beispiel sein:

1. »Ein Leben ohne Kind ist nicht wertvoll.«

Diese Einstellung können Sie teilen, wenn Sie es wollen. Sie wird dazu führen, dass Sie sich und Ihr Leben – verglichen mit dem von Familien – immer als minderwertig betrachten. Zudem wird diese Einstellung Ihnen eine Menge Arbeit ersparen, denn Leiden ist bekanntlich leichter als Handeln.

Wer oder was bestimmt denn, was im Leben wertvoll ist? Ihre Eltern? Ihre Freunde? Religion? Politik? Ihr Nachbar? Das Wetter?

Sie können sich zwar diesen ganzen Quellen der versuchten Einflussnahme nicht entziehen, doch letztendlich gibt es nur einen Einzigen, der bestimmt, was für das eigene Leben wertvoll ist: Sie selbst.

2. »Ich bin als Frau minderwertig, wenn ich nicht ein Kind ausgetragen, geboren und aufgezogen habe.«

Ja, auch diese Aussage können Sie verinnerlichen und sich lebenslang selber niedermachen. Welcher Glaube steckt dahinter? Ist es Ihre einzige Bestimmung als Frau auf Erden, ein Kind auszutragen? Ist anderenfalls Ihr Körper nutzlos und verdient es nicht, dass Sie ihn achten? Sind Sie nur »jemand« in den Augen eines Kindes?

Dieser Gedanke verrät auch den Wunsch, nützlich zu sein, etwas zu erschaffen oder etwas weiterzugeben. Ein Kind können Sie nicht ersetzen. Sie können aber für sich etwas schaffen, was Ihnen sinnvoll erscheint und Ihnen im Leben den Wert gibt, den Sie von einem Kind erwarten.

3. »Mein Partner verlässt mich, wenn wir keine gemeinsamen Kinder haben.«

Na, dann packen Sie mal die Glaskugel aus, die etwas über Ihre Zukunft verrät ... Unabhängig davon geben Sie Ihrem eigenen Verhalten dadurch deutlich zu wenig Gewicht. Der Umkehrschluss müsste dann nämlich lauten: Wenn ich nur ein Kind mit ihm habe, kann ich mich benehmen, wie die Axt im Walde, und er wird mich nie verlassen. Ist das stimmig?

Vervollständigen Sie die Liste und hinterfragen Sie jeden Glaubenssatz:

1. Woher kommt er?
2. Ist er realistisch?
3. Worin behindert er Sie?

Stellen Sie ihm dann einen anderen Satz gegenüber, mit dem Sie unter den gegebenen Umständen leichter leben können.

Die Auseinandersetzung mit dem Freundeskreis

Eine Klientin erzählte:

> »Immer, wenn ich dachte, ich hätte das Thema im Griff, hörte ich von einer Freundin, die schwanger war. Und jedes Mal verfiel ich in tiefe Verzweiflung. Ich kam nicht damit zurecht,

*dass sie etwas bekam, was ich mir so sehr wünschte – und ich
kam nicht damit klar, dass ich fähig war, so zu denken.«*

Auch wenn Sie selber keine Kinder bekommen und Ihr Leben
auch weitgehend steuern können, so verändert es sich doch
manchmal gegen Ihren Willen. Freundinnen, die bis dato keine
Kinder hatten, deren Interessen Sie geteilt oder mit denen Sie gemeinsam Ihre Freizeit gestaltet haben, werden schwanger. Diese
Tatsache allein wirft Sie gedanklich immer wieder zurück zu dem
Thema, mit dem Sie wahrscheinlich in einem »luftleeren Raum«
ganz gut umgehen könnten. Doch gerade, wenn die unmittelbare
Umwelt dieses Thema aufgreift, wird es erneut schwierig.

Neben der Schwierigkeit, mit der Schwangerschaft einer guten Freundin umzugehen, kommt noch die drohende Veränderung Ihres Lebens dazu. Die Freundin wird sich während der
Schwangerschaft und nach der Geburt notwendigerweise von
Ihnen entfernen. Die Themen, die für sie wichtig werden, werden sich von Ihren unterscheiden. Während die Freundin jetzt
Gleichgesinnte sucht, suchen Sie eher Abstand, um alte Wunden
nicht wieder aufzureißen.

Eine Klientin beschrieb ihr Dilemma einmal so:

*»Ich komme mir so unehrlich vor, aber ich kann einfach
nicht mit ansehen, wie ihr Bauch wächst. Treffen lasse ich
ausfallen und rede mich ständig raus. Irgendwann wird sie
etwas merken, und dann weiß ich nicht, was ich sagen soll.
Auf der einen Seite gönne ich ihr die Schwangerschaft, auf
der anderen Seite bin ich so traurig, weil sie etwas so leicht
bekommt, was ich mir so sehr wünsche. Ich verachte mich
dafür, über eine Freundin so zu denken. Unfähig zu sein,
vernünftig mit der Situation umzugehen.«*

Ja, auch Neid und Missgunst sind in dieser Situation ganz le-
gitime Gedanken und sagen weniger über Sie als (schlechten)

Menschen aus als vielmehr darüber, wie tief Ihr Wunsch ist. Es sitzt so tief, dass Sie – obwohl das wahrscheinlich nicht Ihre Art ist – anderen Menschen gegenüber, die Ihnen sonst sehr nahestehen, zu solchen Gefühlen fähig sind.

Es ist ein hehrer Wunsch, stark zu sein und die Freundin ganz locker über Schwangerschaft auszufragen und gleichzeitig auch noch die Gefühle des Glücks mit ihr zu teilen. Ja, manche Frauen sind tapfer und erwarten von sich nichts Geringeres. Es scheint einen moralischen Anspruch zu geben, den sie erfüllen wollen – ohne Rücksicht auf ihr Befinden. Und an dieser Stelle beginnt der Stress. Warum nur stellen sie die Außenwirkung über die eigenen Gefühle? Wenn etwas nicht geht, warum sich quälen?

Es gibt Phasen in einer Freundschaft, in denen man sich sehr nahe ist – und andere, in denen man eine Zeit lang einen getrennten Weg geht. Dies kann durch viele Faktoren bedingt werden – so auch durch eine Schwangerschaft. Erfahrungsgemäß wird es leichter zu ertragen, wenn die Kinder größer sind. Warum also nicht eine kurze Pause einlegen, sich selber die momentane Unfähigkeit eingestehen? Ein wenig mehr auf sich selber achten?

Frauen, die sich dann schließlich nicht zurückziehen, machen häufig diese Erfahrung:

»Am schwersten sind für mich die mitleidigen Blicke. Mitzubekommen, dass bestimmte Themen in meiner Anwesenheit nicht mehr angeschnitten werden – aus Rücksicht. Diese Rücksicht verletzt mich. Sie gibt mir das Gefühl, schwach zu sein. Ich kann nicht mehr entscheiden, die andern entscheiden für mich. Das tut weh.«

Also, wie auch immer frau sich entscheidet, eines ist klar: Sie kann sich nicht richtig verhalten und die Umwelt auch nicht. Die emotionale Stabilität ist anfänglich tagesformabhängig, daher sollte auch von Tag zu Tag neu entschieden werden, wie viel sie sich zumutet.

Es ist auf jeden Fall ein guter Weg, sich neben dem bestehenden Freundeskreis Menschen zu suchen, deren Lebensumstände Ihren ähnlich sind – sprich Paare oder Frauen, die ohne Kinder leben. Dies hat den Vorteil, dass die gemeinsamen Themen wahrscheinlich »kinderfrei« sind, sodass Sie lange Zeiten des Tages nicht unnötigerweise mit diesem Thema konfrontiert werden. So können Sie Abstand gewinnen und vermeiden die Rolle der »Außenseiterin« unter lauter Müttern.

Um sich einen neuen Freundeskreis zu suchen, bedarf es viel Mühe und Geduld. Da Sie sich als Paar wahrscheinlich neu orientieren müssen, sollten es immer Menschen sein, mit denen Ihr Mann und Sie gut klarkommen – und diese zu finden kann dauern.

Der Umgang mit Babys – was ist so schwierig daran?

Meinen Beobachtungen zufolge haben Frauen, die ungewollt kinderlos sind, im Umgang mit kleinen oder größeren Kindern kaum Probleme, im Umgang mit schwangeren Frauen und Babys aber sehr wohl. Während wir die Ursache der Schwierigkeiten mit schwangeren Frauen bereits betrachtet haben, ist es vielleicht ganz hilfreich zu erfahren, dass der Geruch von Neugeborenen bei Frauen ganz seltsame biologische Auswirkungen hat. Den beschreibt die Neurobiologin Louann Brizendine in ihrem Buch *Das weibliche Gehirn*[3] wie folgt: »... bei vielen Frauen macht sich das ›Muttergehirn‹ bereits bemerkbar, lange bevor sie schwanger werden. Das gilt vor allem dann, wenn sie es schon seit einiger Zeit versuchen. Die ›Babylust‹, das tief sitzende Verlangen, ein Kind zu bekommen, kann eine Frau überfallen, nachdem sie das warme, weiche Neugeborene einer anderen in den Armen gehalten hat. Plötzlich sehnt sich dann sogar eine Frau, die bisher überhaupt nicht auf Kinder fixiert war, nach dem köstlichen Geruch eines Babys und dem sanften Gefühl, das es einem vermittelt. Diesen Wunsch schiebt sie dann vielleicht auf die tickende biologische Uhr oder auf eine Art Gruppendruck, aber der wahre Grund ist eine Veränderung im Gehirn, die zu einer neuen Realitätswahrnehmung führt. Der süße Geruch am Kopf eines Neugeborenen transportiert Pheromone, die das weibliche Gehirn dazu veranlassen, den höchst wirksamen Liebestrank Oxytozin auszuschütten – und die dadurch ausgelöste chemische Reaktion lässt die Lust aufs Baby entstehen.«

Vielleicht hat es daher sogar eine Schutzfunktion, dass ungewollt kinderlose Frauen häufig den Umgang mit Babys vermeiden. Sie schützen sich instinktiv vor einer Vergrößerung des Leidens, indem sie sich nicht dem Geruch von Babys aussetzen.

Und als wäre das noch nicht genug – der ganz normale Alltagswahnsinn: Hormone!

Und wenn Sie meinen, das alles im Griff zu haben, kommen die Hormone! Diese kleinen, nicht greifbaren Biester, die uns so sehr unserer Biologie ausliefern! Beobachten Sie sich und Ihren Kinderwunsch. Auch wenn Sie es noch nicht glauben – auch dieser ist zyklusabhängig.

Ich habe im Laufe meiner Jahre als Psychotherapeutin eine Situation immer wieder erlebt: Ich habe mit einer Klientin gearbeitet, alles war auf einem guten Weg. Und dann: Direkt in der folgenden Woche saß die gleiche Klientin vor mir – äußerlich hatte sich nichts geändert – aber alles war schlecht. Eine ganze Stunde nur Weinen und – alles war schlecht! Oh, mein Gott! Anfänglich habe ich natürlich sofort an mir und meinen therapeutischen Fähigkeiten gezweifelt. Was hatte ich bloß falsch gemacht? Was hatte sich verändert? Es hat einige Zeit gedauert, bis ich begriffen hatte, dass einige Frauen sehr unter den hormonellen Veränderungen des Zyklus litten. Und das schlug sich in der Regel auch in den Stimmungen nieder. Themen, über die bei anderen hormonellen Konstellationen gar kein Wort verloren wurde, rückten plötzlich in den Vordergrund. Meine Strategie war fortan: aussitzen. Das galt auch für die Klientinnen: den hormonellen Status einmal kontrollieren lassen – und sollte der einen normalen Verlauf nehmen – einfach aussitzen. Es hat allen geholfen, diese Stimmungsschwankungen einfach auf die Veränderungen des Zyklus zu schieben. Die Wahrnehmung der Realität und ihre Bewertung können sich bei Frauen hormonell von Woche zu Woche verändern. Hormone prägen also nicht nur Ihr Bedürfnis nach Sexualität, sie prägen genauso Ihre Wertvorstellungen und die gesamte Wahrnehmung Ihrer Realität – und das ohne die Möglichkeit einer geordneten Reflexion darüber.

Nehmen Sie also zur Kenntnis, dass Sie – ohne dass äußere Ereignisse eintreten – manchmal das Opfer Ihrer Hormone sind. Seien Sie an solchen Tagen besonders nett zu sich.

Wie kann man ein Leben ohne Kind für sich zufriedenstellend gestalten?

Es gibt ein Gedicht von Börries von Münchhausen, das das Bild einer Familie bzw. einer Sippe ganz gut erfasst:

Der goldene Ball

Was auch an Liebe mir vom Vater ward,
ich hab's ihm nicht vergolten, denn ich habe
als Kind noch nicht erkannt den Wert der Gabe
und ward als Mann dem Manne gleich und hart.

Nun wächst ein Sohn mir auf, so heißgeliebt
wie keiner, daran ein Vaterherz gehangen,
und ich vergelte, was ich einst empfangen,
an dem, der mir's nicht gab – noch wiedergibt.

Denn wenn er Mann ist und wie Männer denkt,
wird er, wie ich die eignen Wege gehen,
sehnsüchtig werde ich, doch neidlos sehen,
wenn er, was mir gebührt, dem Enkel schenkt.

Weithin im Saal der Zeiten sieht mein Blick
Dem Spiel des Lebens zu, gefasst und heiter,
den goldnen Ball wirft jeder lächelnd weiter,
und keiner gab den goldnen Ball zurück.

Dieses Gedicht beschreibt die Weitergabe von etwas Erhaltenem, aber es geht darin auch um Fülle und um Reichtum.

Wenn man das Bild des goldenen Balles betrachtet, bedeutet Kinderlosigkeit das Ende eines Prozesses. Auf die Familie übertragen heißt dies, dass es nicht mehr weitergeht – soweit keine Neuigkeiten. Bleiben Sie jedoch bei diesem Teil des Bildes haften, ist darin natürlich nichts enthalten, was Mut machen kann.

Wenn Sie aber weiterdenken, können Sie erkennen, dass Sie dem Gedicht folgend den goldenen Ball behalten würden. Nun können Sie zu Recht einwenden: »Was soll ich mit Gold?« – im übertragenen Sinne mit »Reichtum«? Mein Ansatz wäre hier klar: »Entdecken Sie ihn!«

Einer der ersten Ratschläge, mit denen Ihre Umwelt Sie wahrscheinlich malträtiert hat und der Ihnen natürlich nicht neu sein wird, ist: »Suchen Sie sich ein Hobby.« Den Kinderwunsch jedoch durch das Suchen eines Hobbys ersetzen zu wollen, ist hinfällig, da es nicht funktionieren wird. Sie werden den Kinderwunsch nicht ersetzen können. Das sollen Sie auch nicht. Er wird Sie lebenslang begleiten – mit wechselnden Gesichtern und mit unterschiedlicher Intensität. Sie sollten sich jedoch etwas suchen, was Sie erfüllen könnte, was Sie für sinnvoll erachten und was Ihnen Freude macht. So etwas werden Sie nur mit Glück auf Anhieb finden. Nehmen Sie sich Zeit. Sie haben Jahre damit verbracht, sich innerlich auf die Erfüllung des Kinderwunsches auszurichten – nehmen Sie sich noch einmal so viel Zeit, seine Nichterfüllung zu verarbeiten. Dies bedeutet nicht, dass es Ihnen in dieser Zeit ausnahmslos schlecht geht. Rechnen Sie mit Höhen und Tiefen und mit kleinen Fortschritten, was die Erarbeitung einer attraktiven Lebensvorstellung angeht.

Eine Klientin beschreibt ihre Erfahrung so:

»Als uns klar wurde, dass wir ein Leben ohne Kinder leben werden, haben wir uns einen Hund gekauft. Nicht in der Absicht, das Kind zu ersetzen. Es hat uns vielmehr geholfen, uns abzulenken und die Liebe, die wir bereit waren zu geben, zu kanalisieren. Für uns war das prima. Wir hatten ein gemeinsames Thema, und ich hatte etwas, womit ich mir in dieser schwierigen Zeit geholfen habe. Über den Hund haben wir begonnen, uns in diesem Bereich verstärkt zu engagieren. Wir haben nette Menschen kennengelernt, und unser Freundeskreis ist ein anderer geworden. Das Thema Kind ist darin nicht mehr dominant.«

Eine andere Klientin berichtet:

»Ich wollte nicht verbittert werden, mich nicht selber an den Rand stellen oder mich aus Freundschaften rausdrängen lassen. Es war manchmal schwer, den Kontakt zu Frauen nicht abzubrechen, nur weil sie schwanger wurden. Im Gegenteil: Ich habe Sie gebeten, mich einzubinden. Ich hatte das große Glück, die Patin des Kindes meiner besten Freundin zu werden. Und das Glück, dass meine Freundin mich hat teilhaben lassen. Ich durfte so oft hin, wie ich wollte. Paula ist nun drei Jahre alt und ich gehöre quasi zu ihrer Familie. Sie hat schon bei uns übernachtet, ich unternehme viel mit ihr. Ich bin dankbar, dass ich ›ein bisschen Kind‹ in meinem Leben haben darf – auch wenn es nicht mein eigenes ist. Auch wenn es mir anfänglich sehr, sehr schwer gefallen ist – es hat sich für mich gelohnt.«

Es ist gleich, womit Sie Ihr Leben momentan füllen – eines sollte es jedoch: Ihnen guttun. Prüfen Sie für eine Zeit, ob Handlungen, Entscheidungen, Aktivitäten sich gut anfühlen oder nicht.

Nehmen Sie Abstand von Dingen, die Sie Energie kosten, anstrengend sind, und gönnen Sie sich für eine Zeit Wohlbefinden. Diese Achtsamkeit im eigenen Umgang bringt automatisch eine größere Zufriedenheit mit sich, und gleichzeitig festigt sie die Wahrnehmung Ihrer Bedürfnisse und die Ausrichtung Ihrer Handlungen danach.

Überlegen Sie auch, ob die These, wonach der Kinderwunsch auch der Wunsch nach einer nicht auflösbaren Bindung, nach kritikloser Anerkennung und nach Gestaltungsspielraum und Verantwortung sowie das Weitergeben von Bekommenem – also ein Ausgleich – ist, in irgendeiner Form in Ihrem Leben umgesetzt werden kann.

Eine gute Beziehung zum Partner wird in der Regel nicht grundlos einseitig gelöst. Sie bringt Anerkennung und mehr oder weniger kritiklose Liebe mit sich. Könnte eine intakte, liebevolle Beziehung zum Partner also nicht auch zu großer Zufriedenheit führen? Bleiben noch die Übernahme von Verantwortung und die Weitergabe von dem, was Sie selber an Gutem erhalten haben. Die Eltern-Kind-Beziehung ist geprägt von etwas Selbstlosem. Könnte also ein Engagement in einem ehrenamtlichen Bereich diesen Wunsch des »Sich-kümmern-Wollens« abdecken?

Ganz gleich, was Sie tun: Der Platz des Kindes in Ihrem Leben wird immer leer bleiben – was jedoch nicht heißt, dass Sie zur Unzufriedenheit und Leere verdammt sind. Ihnen bleibt immer noch der »goldene Ball«. Entdecken Sie also »Ihre Reichtümer«!

Ersetzen Sie »Was habe ich nicht?« durch »Was habe ich?«

Sie haben in den letzten Jahren sehr viel Zeit darauf verwendet, durch den Tunnel der Kinderlosigkeit zu schauen. Diese Einengung der Wahrnehmung führt dazu, dass Sie völlig aus dem

Blick verloren haben, was Ihr Leben bereichert. Dieser Tunnel sollte nun geöffnet werden. Sie sind nicht mehr wie der Esel in der Geschichte, der auf einer staubigen, trockenen Straße geht und hustet, weil die Straße so staubig und trocken ist, während links von ihm und rechts von ihm eine saftige, grüne Wiese ist. Ihre Aufgabe ist es, den Blick weg von der staubigen Straße hin zu den grünen, blühenden Wiesen zu lenken. Nehmen Sie sich also die Zeit und machen Sie eine Bestandsaufnahme Ihres Lebens:

- Was ist Ihre Basis? Ist diese tragfähig und stabil?
- Ist Ihre Beziehung/Ehe glücklich?
- Welches sind die Bereiche in Ihrem Leben, die gut laufen und mit denen Sie zufrieden sind?
- Was möchten Sie auf gar keinen Fall verändern?
- Welche Bereiche machen Sie unzufrieden und belasten Sie?
- Welche Freundschaften werden auch ohne Kinder Bestand haben?
- Von welchen Menschen/Freundschaften werden Sie sich mittel- und langfristig trennen müssen?
- Gibt es Bereiche in Ihrem Leben, die Sie in den letzten Jahren zu wenig beachtet haben (und deren neue Gewichtung Ihr Leben bereichern würde)?
- Welche Bereiche des Lebens öffnen sich Ihnen dadurch, dass Sie keine Kinder haben?
- Wie wollen Sie diese Bereiche für sich nutzen?
- Schätzen Sie Ihre derzeitige Zufriedenheit auf einer Skala von 1 (sehr unzufrieden) bis 10 (sehr zufrieden) ein. Entspricht dieser Wert dem, wo Sie hin möchten?
- Wie können Sie die Erkenntnisse, die Sie aus den Antworten gewinnen, für sich nutzen?

Was macht ein glückliches Leben aus?

Es gibt ganze Bibliotheken voller theoretischer Abhandlungen darüber, was Glück ist und wie ein glückliches Leben geführt werden kann. Unabhängig von all diesen Anschauungen über ein doch abstraktes Glück wären Sie gut beraten, sich Gedanken darüber zu machen, was Sie unter Ihrem persönlichen Glück verstehen. Forschen Sie nach, in welchen Momenten in der Vergangenheit Sie Glück empfunden haben – oder einfacher, wann Sie zufrieden waren –, und sammeln Sie die Faktoren, die für Sie nötig sind, um Glück zu empfinden.

Es gibt die Anschauung, dass Glück nicht eigenständig angestrebt werden kann. Glück ist an etwas gekoppelt und wird so durch etwas ausgelöst. Dieses »etwas« sind Handlungen, d. h., das Gefühl von Glück oder Zufriedenheit stellt sich ein, während oder nachdem Sie etwas getan haben. Das bedeutet aber auch, dass Sie sehr wahrscheinlich kein Glück empfinden, wenn Sie abgeschottet daheim auf dem Sofa sitzen und sich schlechte Gedanken machen. Ein kluger Mensch sagte einmal, dass die Seele irgendwann die Farbe der Gedanken annimmt.

Die meisten Menschen empfinden ein Glücksgefühl, wenn Sie draußen in der Natur sind. Dies hängt wahrscheinlich mit dem Gefühl der Verbundenheit zusammen. Sie nehmen im Erleben der Natur am deutlichsten wahr, dass Sie Teil eines Ganzen sind.

Andere Quellen von Glück können Momente sein, in denen etwas erreicht worden ist, was schwierig erreichbar schien. Dies setzt voraus, dass Sie aktiv werden, sich Ziele setzen und darauf hinarbeiten, diese zu erreichen. Dies kann im Sport sein, in der Musik oder auch im Beruf.

Glück hat aber auch so etwas wie »natürliche Feinde«, z. B. den Vergleich, Hunger oder Schlafentzug. Ganz banal: Würde Ihr Mann Ihnen einen Ring schenken, wären Sie glücklich. Bekäme Ihre Freundin den gleichen Ring von ihrem Mann und dazu noch die passende Halskette und obendrein Ohrringe, wäre Ihre Freude auf der Stelle ziemlich geschmälert. Vergleiche und negative Bewertungen der eigenen Situation sind also »Glücksgefühltöter«. Daher achten Sie auch darauf, dass Sie

Menschen meiden, die ständig vergleichen. Einem Konkurrenzdenken kann man sich in der Regel nur schwer entziehen, sodass man unweigerlich mitmacht. Was Hunger und Schlafentzug betrifft: Wenn Sie nicht genug Essen haben und auch dauerhaft müde sind, können Sie nicht glücklich sein. Für sich selber gut zu sorgen und achtsam den eigenen Bedürfnissen gegenüber zu sein, ist so etwas wie eine biologische Basis für Glück.

Ein schnelles und situationsunabhängiges kleines Glücksgefühl erreichen Sie, indem Sie Ihre Körperhaltung und Ihre Mimik auf »Glücklichsein« umstellen. Ziehen Sie die Mundwinkel zu so etwas wie einem Lächeln hoch – schon werden Sie eine veränderte Stimmung feststellen.

Last but not least: Glück – oder auch Unglück – kommt selten allein. Das klingt ziemlich banal, ist aber wahr. Dies können Sie ruhig so verstehen, dass Sie in Gesellschaft automatisch glücklicher sind – aber nicht in jeder Gesellschaft. Umgeben Sie sich mit Menschen, die unzufrieden, übellaunig oder gestresst sind, werden Ihre Spiegelneurone dafür sorgen, dass Sie dies auch werden. Umgekehrt gilt: Suchen Sie die Nähe von Menschen, die positiv und gut gelaunt sind – geht es Ihnen besser.

Unabhängig von alldem: Beginnen Sie ein Tagebuch, in das Sie nur die schönen Erlebnisse des Tages eintragen. Dies wird Ihren Fokus verändern. Sie werden automatisch achtsamer den schönen Begebenheiten des Tages gegenüber werden – und das steigert Ihre Zufriedenheit.

Zum Schluss eine kleine Aufgabe für den Alltag, die Ihnen hilft, ein Gefühl für Ihre Bedürfnisse zu bekommen und für deren Befriedigung zu sorgen:

Eine gute Tat!

Ich nenne sie: eine gute Tat! Anders, als Sie jedoch auf Anhieb annehmen werden, sollen Sie nicht Ihre Mitmenschen durch gute Taten beglücken, sondern sich selber.

Dazu gehört, dass Sie sich mindestens einmal täglich fragen, wie es Ihnen geht und was Sie jetzt am liebsten tun oder lassen würden. Ganz leicht ist dies, wenn Sie mit der Frage beginnen: »Worauf habe ich gerade Hunger?« Aus meiner Erfahrung neigen gerade Frauen dazu, ihre Nahrungsmittel nach den Kriterien »gesund« oder »gut für die Figur« auszuwählen. Genau dies sollten Sie nicht tun. Überlegen Sie mindestens einmal pro Tag, worauf Sie wirklich Appetit haben. Wenn Sie dieses Gericht dann auch essen – optimal. Wenn nicht – halb so wild.

Es geht hierbei darum, dass Sie wieder lernen, sich selber wahrzunehmen. Durch die ganzen Jahre der ungewollten Kinderlosigkeit haben Sie sicherlich Teile von sich und Ihrem Körper als nicht kooperativ deklariert. Diese negative Einstellung sich selbst gegenüber sollten Sie nach und nach wieder ablegen – und das geht sehr gut, indem Sie gut zu sich sind. Das heißt, wenn Sie Ruhe brauchen, sorgen Sie dafür. Wenn Sie Lust haben, Freunde zu treffen, tun Sie es. Gönnen Sie sich etwas. Wenn Sie es nicht tun, warum sollten es dann andere für Sie tun?

Partnerschaft ohne Kinder

Ein Kollege sagte einmal, dass es harte Arbeit sei, eine gute Partnerschaft trotz Kindern aufrechtzuerhalten. Freunde, die kürzlich ihr erstes Kind bekommen haben, betonten nach den ersten Wochen Schlafentzug einsilbig, dass sie nun verstehen könnten, wieso Paare mit Kindern sich trennten – eben weil Kinder alle in einer Partnerschaft vorhandenen Schwierigkeiten verstärken.

Aber wie sieht es mit Partnerschaften ohne Kinder aus? Auch sie werden geschieden, auch sie können scheitern. Es scheint also immer eine Herausforderung zu sein, eine langjährige Beziehung gut zu führen – die Hürden, die bewältigt werden müssen, sind mit Kindern lediglich andere als ohne.

Während Kinder die Eltern durch gemeinsame Themen und gemeinsame Aufgaben natürlich aneinander binden, müssen Paare ohne Kinder diese Bindung Tag für Tag erarbeiten und aufrechterhalten. Paare mit Kindern kommen auch in diese Phase – zeitversetzt, wenn die Kinder wieder aus dem Haus sind. Bindungen kann man aufrechterhalten durch gemeinsam verbrachte Zeit, durch das Teilen von Interessen, Hobbys usw. Hört sich leicht an – ist es aber nicht wirklich.

Zeit: Die Zeit ist für Paare mit Kindern genauso eine Falle wie für Paare ohne Kinder. Während die einen zu wenig davon für sich und die Partnerschaft haben, haben die anderen zu viel davon. Und zu viel Zeit will gefüllt werden und kann erdrückend sein. Ich habe Paare erlebt, die ihre Zeit mit Konsum füllen – gut für den Augenblick, doch wenig nachhaltig, da alle Wünsche, die man sich erfüllt, wieder den Weg freigeben für neue Begehrlichkeiten. Je mehr davon erfüllt wird, desto größer wird die innere Leere. Vor allem kinderlose Frauen nehmen häufig eine innere Leere wahr.

Eine Klientin schildert das so:

> »Ich komme mit meiner Zeit wirklich gut klar. Ich mache viele schöne Dinge, die mir Freude bereiten – komme aber immer wieder an den Punkt, wo ich grundlos losheulen könnte. Ich verstehe das nicht, eigentlich bin ich glücklich.«

Bei allen Versuchen, sich das Leben schön zu machen, bleibt vorerst der nicht erfüllte Kinderwunsch. Der Platz des Kindes bleibt leer und kann auch durch nichts besetzt werden. Daher wäre es vielleicht ein guter Umgang, ab und an – wenn dieses »Ich-könnte-grundlos-losheulen-Gefühl« auftaucht – für einen kurzen Moment zu trauern. Ja, da ist immer noch etwas, das leer geblieben ist. Trauer ist wichtig. Trauen Sie sich, immer wieder diese Trauermomente aktiv zu durchleben.

Die Angst, verlassen zu werden

Die Angst, verlassen zu werden, ist für viele Paare ohne Kinder zumindest im Hinterkopf ein Thema – völlig berechtigt, wenn man es mal mit einem systemischen Blick betrachtet. Während Paare, die Kinder haben, sich lediglich als Paar trennen können, als Eltern jedoch so lange verbunden bleiben, wie ihr Kind lebt, können sich Paare ohne Kinder vollständig voneinander trennen. Dieses Fehlen der »Nachhaltigkeit« einer Beziehung ohne Kinder stellt für viele unterschwellig ein Problem dar, das häufig in der Sorge spürbar wird, dass man für den Partner an Bedeutung verliert – sprich in der Angst, verlassen zu werden. Diese Angst brauchen wir nun nicht näher zu begutachten. Nehmen Sie sie lediglich zur Kenntnis. Kinderlosigkeit ist meines Wissens kein aussagekräftiger Indikator für die »Haltbarkeit« einer Beziehung.

Auch an dieser Stelle wäre eine »Bestandsaufnahme« der Beziehung mit dem Fokus auf »Was macht uns glücklich?« ganz ratsam. Sie lenkt den Blick weg von der Angst und den Zweifeln hin zu dem, was tragfähig ist.

Vielleicht ist klar geworden, worum es bei der Verarbeitung des nicht erfüllten Kinderwunsches geht: um die eigene Wahlmöglichkeit. Sie selbst bestimmen Ihr Wohlbefinden. Sie selbst bestimmen den Umgang mit der gegebenen Situation, und es ist Ihre Entscheidung, wie Sie die Situation bewerten und kurz-, mittel- und langfristig damit umgehen.

Ist eine Psychotherapie nötig?

Nötig ist das, was Sie für nötig erachten. Es gibt viele Paare, die mit der Situation der ungewollten Kinderlosigkeit sehr gut und konstruktiv umgehen – da ist Psychotherapie wenig sinnvoll, weil sie den paarinternen Prozess eher stören als weiterbringen würde. Aber Psychotherapie ist sinnvoll, wenn Sie beginnen, sich im Kreise zu drehen. Wenn neuer Input fehlt, der Ihnen Impulse zur Entwicklung gibt. Psychotherapie ist auch angeraten, wenn die Zeit des Leidens unangemessen lange geworden ist. In solchen Fällen hilft Therapie, zu einem Abschluss zu kommen. Ebenso kann Therapie helfen, den Kinderwunsch und die damit verbundenen Ängste zu lösen und Hoffnungen auf ihre Realitätstauglichkeit zu überprüfen. Sie kann ebenso einen systemischen Blick darauf werfen und Ihnen eine weitere Ebene der Erkenntnis bieten.

Psychotherapie verhilft dabei nicht direkt zur Schwangerschaft. Eine Klientin gab mir die Rückmeldung, dass sie – obwohl sie nicht schwanger geworden war – viel leichter durch die Hormonbehandlung gegangen war und mit dem Ergebnis der nicht eingetretenen Schwangerschaft viel besser umgehen konnte als die Jahre zuvor.

Therapie kann eines leisten: Sie gibt Ihnen eine Orientierung, sie federt das Leiden ab und vergrößert die Abstände zwischen den Krisen.

Wie finde ich den richtigen Psychotherapeuten?

Auch hier gilt: Es gibt nicht den einen, richtigen Therapeuten – es gibt den, mit dem Sie am besten klarkommen.

Suchen Sie einen kassenzugelassenen ärztlichen oder psychologischen Therapeuten, sodass die Behandlungskosten von der Krankenkasse übernommen werden. Zudem garantiert Ihnen die Kassenzulassung eine langjährige Ausbildung des Therapeuten und somit die fachliche Qualifikation.

Grundsätzlich stehen Ihnen fünf sogenannte probatorische Sitzungen zur Verfügung, für die Ihre Krankenkasse auf jeden Fall die Kosten übernimmt. Diese probatorischen Sitzungen geben Ihnen die Möglichkeit, fünf unterschiedliche Therapeuten zu konsultieren und sich denjenigen auszusuchen, bei dem Sie sich ab besten aufgehoben fühlen. Sind die ersten fünf Sitzungen um, stellt der Therapeut bei Ihrer Krankenkasse einen Antrag auf Kostenübernahme, sodass nun die fundierte Therapie beginnen kann.

Anregung zu weiteren Überlegungen

Abschließend noch ein paar Fragen, die Ihnen helfen können, für sich ein Resümee zu ziehen:

- Welche neuen Erkenntnisse zu folgenden Themen haben Sie bisher aus diesem Buch gewonnen?
  a) Welche Aspekte gibt es für die Motivation Ihres Kinderwunsches?
  b) Welche Strategien haben Sie, um Ihrem Kinderwunsch näher zu kommen?
  c) Wie gehen Sie mit sich selbst, mit Ihrem Partner, Ihrer Familie und Ihren Freunden um?
  d) Welche Strategien haben Sie entwickelt, um mit diesem Thema umzugehen (offensiv, passiv, vermeidend, leidend, zynisch)?
  e) An welchem Punkt der »Reise« befinden Sie sich aktuell? An welchem Punkt befindet sich Ihr Partner?
  f) Wie geht es Ihnen im Moment körperlich und psychisch?
  g) Was sind die nächsten Schritte, die für Sie vorstellbar sind?
- Wie wollen Sie in Zukunft mit den gewonnenen Erkenntnissen umgehen?

Während der psychologische Teil Ihnen ein paar Möglichkeiten aufgezeigt hat, wie Sie mit der aktuellen Situation des unerfüllten Kinderwunsches individuell umgehen können, sollen die folgenden Kapitel Sie nun möglichst genau darüber informieren, wie die statistischen Erkenntnisse und der medizinische Wissensstand zum unerfüllten Kinderwunsch sind, welche Substanzen während der Behandlung eingesetzt werden und wie sich die verschiedenen Verfahren der Kinderwunschbehandlung unterscheiden. Wir zeigen Ihnen Bilder der eingesetzten Geräte und informieren Sie über die juristischen Fakten, die Ihnen im Umgang mit Ihrer Krankenkasse nützlich sein können.

Medizinische Aspekte

Markus Merzenich und Frank Nawroth

Der Kinderwunsch in der gynäkologischen Praxis

Zunächst möchten wir ein »typisches« Kinderwunschpaar vorstellen:

Klaus (Informatiker) ist 35 Jahre alt, Martina (Krankenschwester) 32. Der Kinderwunsch besteht seit 3 Jahren. Beide fühlen sich gesund, sind normalgewichtig, treiben regelmäßig Sport, rauchen nicht und haben keine Besonderheiten in der Vorgeschichte. Klaus ist auf Drängen von Martina mit in die Praxis gekommen. Beide haben sich im Internet informiert und fanden unseren Internetauftritt »sympathisch«.

Der Frauenarzt habe immer wieder gesagt: »Strengt euch mal an, ihr seid jung, das wird schon klappen.« Die gynäkologische Untersuchung ergab keine Besonderheiten. Der Hormoncheck am 3. Zyklustag – der 1. Zyklustag ist der erste starke Tag der Periodenblutung – war unauffällig. Das in solchen Fällen meist routinemäßig durchgeführte »Monitoring« (Untersuchung, Ultraschall und Hormontests, um den Zeitpunkt des Eisprungs, die Höhe der Gebärmutterschleimhaut und die Gelbkörperfunktion festzustellen) ergab keine Auffälligkeiten.

Parallel dazu erfolgte bei unseren Biologen eine Samenuntersuchung (»Spermiogramm« – nach 3 Tagen Enthaltsamkeit). Diese ergab eine deutliche Einschränkung bezüglich Dichte und Geschwindigkeit der Samenzellen.

Klaus war wenig begeistert. Er hatte nicht damit gerechnet, dass es an ihm liegen könnte – wie übrigens die meisten Männer nicht davon ausgehen, dass sie die »Verursacher« sind. Diese Selbstsicherheit ist nicht berechtigt: Jeweils zu ¼ sind Mann oder Frau »Verursacher«, in etwa 50 % liegt es an beiden.

Wir empfehlen prinzipiell ein zweites Spermiogramm, um den Befund des ersten zu kontrollieren. Im beschriebenen Fall wurde der Befund bestätigt.

Wir rieten dem Paar zu einer »Insemination« mit hormoneller Unterstützung (s. Kapitel Insemination ab S. 141). Nach der 2. Insemination trat erfreulicherweise eine Schwangerschaft ein.

Schon anhand dieses Beispiels können wir über viele Dinge diskutieren. Hätte man nicht noch warten sollen – eventuell, um einen »GOZ« (Geschlechtsverkehr zum optimalen Zeitpunkt) zu empfehlen. Hätte man schon primär eine Bauchspiegelung durchführen müssen, um sicher zu sein, dass die Eileiter durchgängig sind?

Im Nachhinein war unsere Empfehlung richtig: Gegen den GOZ sprach, dass – bei seit 3 Jahren bestehendem Kinderwunsch – sicher mehrfach der »richtige« Zeitpunkt getroffen worden war. Eine Bauchspiegelung sehen wir bei unauffälliger Vorgeschichte (keine »Unterleibsentzündung« in der Vorgeschichte, keine Voroperation, normale Periodenstärke und -schmerzen, unauffälliger Ultraschallbefund) als primär nicht notwendig an. Die Bauchspiegelung, die in unserer operativen Abteilung zu den Routineeingriffen gehört, stellt eine Operation dar – wenn auch mit geringen, aber dennoch vorhandenen Risiken. Deshalb sollte die Indikation – wie auch bei anderen operativen Eingriffen – nicht zu großzügig gestellt werden.

Soweit der Einzelfall. Generell lässt sich Folgendes über »typische« Kinderwunschpatienten sagen: Patienten, die ein reproduktionsmedizinisches Zentrum aufsuchen, sind mit den gängigen Medien in der Regel bestens vertraut und über das Internet vorinformiert. Viele Patienten schätzen die freundliche und verständliche Gestaltung einer Website, die nicht »zu medizinisch« sein darf. Viele Frauen nutzen eben diese Medien, um sich eine ihrer Meinung nach geeignete Praxis auszusuchen. Andere Paare kommen auf Empfehlung von Ärzten oder Bekannten in eine bestimmte Praxis.

Die Kinderwunschpaare, die sich in der Sprechstunde vorstellen, gehen mit ihrem Kinderwunsch unterschiedlich »offen« um. Viele wollen nicht, dass es sich im Freundes- oder Bekanntenkreis herumspricht, dass »es nicht klappt«. Der Druck, den sie vonseiten der Familie und der Freunde wahrnehmen, ist in der Regel sehr hoch. Nicht selten fühlen sich die Paare von dem engeren Umfeld geradezu »bedrängt« (»Wann ist es bei euch denn so weit?« oder »Deine jüngere Schwester hat schon ein Kind, wann wollt ihr denn loslegen?«).

Die Vorstellung in den Spezialzentren erfolgt, wenn »es mit der Schwangerschaft nicht klappt« – der Begriff der »Sterilität« bzw. Unfruchtbarkeit steht im Raume.

Statistik zu ungewollter Kinderlosigkeit

Die ungewollte Kinderlosigkeit ist eine von der Weltgesundheitsorganisation (WHO) anerkannte Krankheit. Wie viele Paare dieses Problem betrifft, lässt sich schwer schätzen. Zudem wird kontrovers diskutiert, ob der Anteil ungewollt kinderloser Paare gestiegen ist.

Es ist interessant, dass die ursprünglichen Zahlen zur Kinderlosigkeit aus Kirchentagebüchern aus dem 17./18. Jahrhundert stammen, bei deren Auswertung man davon ausging, dass alle verheirateten Paare auch Kinder haben wollten. Der Anteil kinderloser Ehen lag bei etwa 15 %. Die Frage, ob die Fruchtbarkeit per se bis heute abgenommen hat und Paare damit häufiger ungewollt kinderlos bleiben, wird kontrovers diskutiert. Auffällig bleibt, dass – verteilt über unterschiedliche Regionen der Welt – die Anzahl geborener Kinder pro Frau gesunken ist (Abb. 1). Die horizontale Linie entspricht in der Abbildung 1 den 2,1 pro Frau geborenen Kindern, welche zur Erhaltung einer Population auf dem Status quo erforderlich wären.

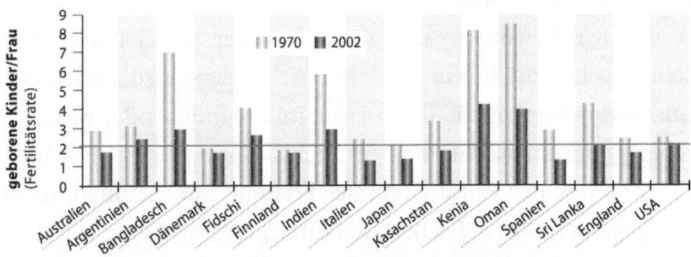

Abb. 1: Veränderung der Fruchtbarkeit in Entwicklungsländern und Industrienationen von 1970–2002/World Bank 2005 (http://www.worldbank.org)

Deutlicher wird diese Tatsache, wenn man sich die Entwicklung der Geburten pro Frau in Europa ansieht (Abb. 2).

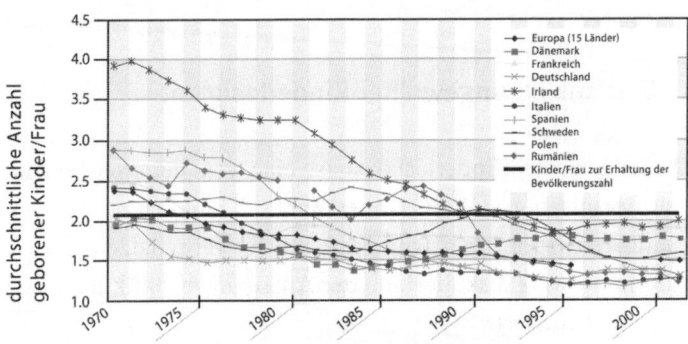

Abb. 2: Veränderung der Fruchtbarkeit in Europa (überarbeitet aus Grant et al. 2006)[4]

Verschiedene Ursachen wären für das Sinken der Geburtenrate denkbar. Ein wichtiger Grund ist sicher gesellschaftspolitisch motiviert. Gerade in den Industrienationen wird mit der Emanzipation der Frau und den oft bestehenden Restriktionen bei der beruflichen Verwirklichung mit Kind der Kinderwunsch häufig zeitlich nach hinten verlagert. Das heißt, zum Zeitpunkt des Wunsches nach einem Kind hat die Frau oft den Zenit ihrer Fruchtbarkeit überschritten, der etwa bei Mitte/Ende der 20er-Lebensjahre liegt. Die Fruchtbarkeit sinkt altersabhängig, weil – unabhängig von den Zyklen, Eisprüngen und Hormonwerten – mit zunehmendem Alter der Anteil von Eizellen steigt, der hinsichtlich des Erbmaterials auffällig ist. Bei einer etwa 25-jährigen Frau liegt dieser Anteil bei ca. 20–25 %, bei einer 40-jährigen Frau bei mindestens 60 %. Die Wahrscheinlichkeit einer Befruchtung und Einnistung dieser Zellen sinkt und die Fehlgeburtsrate steigt, sodass die Wahrscheinlichkeit für die Geburt eines Kindes pro Zyklus durch beide Faktoren abnimmt.

Grundsätzlich ist die Fruchtbarkeit des Menschen aber auch im optimalen Alter der Frau mit etwa 25–30 % pro Zyklus im Vergleich zu zahlreichen anderen Spezies relativ niedrig. Infolgedessen wurde definiert, dass man erst dann von einer Sterilität spricht, wenn nach einem Jahr keine Schwangerschaft eingetreten ist (Abb. 3).

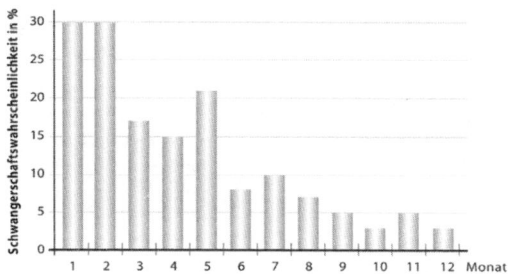

Abb. 3: Konzeptionswahrscheinlichkeit von 200 gesunden Paaren im Verlauf von 12 Monaten (überarbeitet aus Zinaman et al. 1996)[5]

Die meisten Schwangerschaften treten in den ersten 6–8 Monaten ein. Die Abbildung 3 zeigt, dass in einer deutschen Studie bereits etwa 80 % der Frauen nach 6 Zyklen und ca. 90 % nach 12 Zyklen schwanger waren.

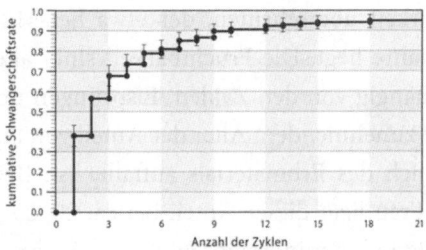

Abb. 4: Kumulativ ansteigende Schwangerschaftsrate im Verlauf von
21 Monaten (überarbeitet aus Gnoth et al. 2003)[6]

Die Chance für den Eintritt einer Schwangerschaft innerhalb einer definierten Zeit sinkt mit zunehmendem Alter der
Frau (Abb. 4). Die kumulative Chance innerhalb von 6 Monaten erreicht bei Frauen bis 25 Jahre etwa 90 %, bei Frauen über
35 Jahre etwa 65 %.

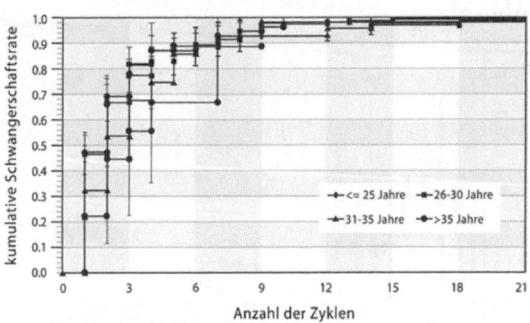

Abb. 5: Kumulativ ansteigende Schwangerschaftsrate gesunder Paare im
Verlauf von 21 Monaten in Abhängigkeit vom Alter der Frauen
(überarbeitet aus Gnoth et al. 2003)[7]

Die zeitliche Verlagerung des Kinderwunsches geht aber nicht
nur mit einer biologischen Alterung einher, sondern bringt
möglicherweise auch eine längere Krankengeschichte mit sich,
in der eine Frau Erkrankungen durchgemacht haben kann, welche die Fruchtbarkeit beeinträchtigen.

Ursachen für ungewollte Kinderlosigkeit

Die Ursachen für einen unerfüllten Kinderwunsch können sowohl auf weiblicher als auch männlicher Seite liegen. Man vermutet, dass in etwa 50 % der Fälle kombinierte Probleme auf beiden Seiten vorliegen. Daher ist die Diagnostik beider Partner bedeutsam, auch wenn z. B. bei einem Partner aus der Krankengeschichte oder Voruntersuchungen bereits Ursachen für den unerfüllten Kinderwunsch bekannt sind.

Man weiß, dass Erkrankungen eines Partners bis zu einem bestimmten Grad durch den anderen »kompensiert« werden können. Beispielsweise wäre es vorstellbar, dass in der Partnerschaft einer 25-jährigen Frau und eines gleichaltrigen Mannes mit einem eingeschränkten Spermiogramm eine Schwangerschaft eintritt und dies bei gleichen Befunden bei demselben Paar 10 Jahre später nicht mehr funktioniert. Grund dafür könnte dann das Alter der Frau (jetzt 35 Jahre alt) und die schon allein dadurch mittlerweile niedrigere Fruchtbarkeit sein, welche den Befund des Mannes nicht mehr kompensiert.

Wir sehen heute in den Kinderwunschsprechstunden nur ca. 5 % wirklich »sterile« (also zu 100 % unfruchtbare Paare). Diese Situation liegt nur dann vor, wenn die Patientin verschlossene oder entfernte Eileiter und/oder der Mann kein einziges Spermium aufweist.

Bei den 95 % anderen Paaren liegt nach über einem Jahr unerfüllten Kinderwunsches eine »Sterilität« vor, wobei dies dann lediglich bedeutet, dass die Wahrscheinlichkeit einer spontanen Schwangerschaft »eingeschränkt« ist. Ein Teil der Paare bräuchte also gar keine medizinische Hilfe – mit einer gewissen Wahrscheinlichkeit würde es im Laufe der noch folgenden fruchtbaren Jahre auch von allein zu einer Schwangerschaft kommen. Nimmt man z. B. Paare, bei denen aufgrund eines hochgradig eingeschränkten männlichen Befundes eine wiederholt erfolglose ICSI durchgeführt wurde, so werden nach Beendigung der Therapie ca. 15 % spontan schwanger.

Daraus können wir schließen, dass in den Sprechstunden auch Paare behandelt werden, die »nur etwas Geduld« haben müssten. Würde man also 100 dieser eingeschränkt fruchtbaren Paare wieder nach Hause schicken und auffordern, wieder in die Sprechstunde zu kommen, wenn die Frau 40 Jahre alt geworden ist, kämen schätzungsweise (je nach Alter der Frau bei diesem ersten Gespräch) nur noch ca. 85 Paare wieder, weil die anderen mittlerweile ein Kind hätten. Das Problem besteht aber darin, dass man vorher nicht weiß, welche Paare auch ohne Hilfe spontan schwanger würden. Die anderen 85 Paare mit mittlerweile 40-jährigen Frauen hätten nach dieser Wartezeit dann auch in einer Therapie deutlich niedrigere Chancen.

Inhalt eines ersten Gespräches sollte es sein, den Paaren mit einer solchen vorhandenen Sterilität – oder besser ausgedrückt einer meist »eingeschränkten Fruchtbarkeit« – diesen Sachverhalt zu erklären. Für die immer wieder kursierenden Geschichten von Paaren, die nach vielen Jahren einer erfolglosen Therapie dann spontan (und meistens im Urlaub) schwanger geworden sind, gibt es die oben genannte simple Erklärung, denn viele der Paare haben diese spontane Schwangerschaftschance weiterhin, auch wenn sie sich aus den oben genannten Gründen irgendwann für oder eben gegen eine Kinderwunschbehandlung entschieden haben – und vor allem auch, wenn diese erfolglos bleibt.

Eine Darstellung der Ursachenverteilung auf weiblicher Seite ist pauschal sicher schwierig, führt aber etwa zu den in Tabelle 1 dargestellten Wahrscheinlichkeiten.

Der Verdacht auf eine **Störung der Eierstockfunktion**, also der monatlichen Reifung einer Eizelle, besteht in erster Linie bei Zyklusstörungen, also dem groben Abweichen vom 28-Tage-Zyklus (Zykluslänge < 24 Tage oder > 35 Tage). Die Ursachen können vielfältig sein (Störungen im Zwischenhirn, in der Hirnanhangsdrüse etc.). Eine Klärung der Ursache ist in aller Regel problemlos durch eine Hormonbestimmung aus dem Blut möglich.

Ursache	Wahrscheinlichkeit
ovariell (Störungen der Eierstockfunktion)	30–40 %
tubar (Erkrankungen der Eileiter)	30–40 %
uterin (Erkrankungen der Gebärmutter)	10 %
zervikal (Erkrankungen des Gebärmutterhalses)	7–10 %
vaginal (Erkrankungen der Scheide)	6 %
unklar	10–15 %

Tab. 1: Darstellung der Verteilung von Ursachen eines unerfüllten Kinderwunsches auf weiblicher Seite

Erkrankungen der Eileiter sind häufig Folge von z. B. abgelaufenen Eileiterschwangerschaften, Entzündungen von Eierstöcken/Eileitern oder Voroperationen im Unterleib. Eine entsprechende Patientin kann aber auch eine völlig unauffällige Krankengeschichte aufweisen. Ob und wann diesbezüglich eine Abklärung sinnvoll ist, wird der Arzt immer individuell mit dem Paar besprechen und entscheiden. Möglich sind eine Kontrastmitteldarstellung im Ultraschall (Hysterosalpingo-Kontrastsonographie), eine Gebärmutterspiegelung (Hysteroskopie) und Bauchspiegelung (Laparoskopie), wobei letztere zusätzlich zur Prüfung der Eileiterdurchgängigkeit auch andere Veränderungen im Bauchraum, Beweglichkeitseinschränkungen der Eileiter etc. beurteilen kann.

Anatomische **Veränderungen von Gebärmutter und Scheide** lassen sich oft im Ultraschall, manchmal auch erst bei einer Gebärmutter- und/oder Bauchspiegelung bestätigen und detailliert darstellen.

Auf männliche Ursachen für die ungewollte Kinderlosigkeit wird im Kapitel »Biologische Aspekte« näher eingegangen.

In 10–15 % der Fälle lässt sich jedoch auch nach ausgiebiger Untersuchung beider Partner keine Ursache des unerfüllten Kinderwunsches benennen. Das bedeutet vermutlich nicht, dass es keine, sondern nur, dass es mit den heutigen diagnostischen Möglichkeiten »keine erkennbaren« Ursachen gibt. Man darf wohl davon ausgehen, dass es in der Natur immer und für alles eine Ursache gibt, die sich allerdings durch die verfügbare Diagnostik nicht immer erfassen lässt. Nach heutigem Kenntnisstand gibt es die diesen Paaren oft angelastete »psychogene« Sterilität nicht. Eine psychische Belastung per se kann nach aktuellem Wissen nicht der alleinige Grund für eine über Jahre bestehende Kinderlosigkeit sein. Die psychologische Führung von Paaren, bei denen der Grund für den unerfüllten Kinderwunsch unklar geblieben ist, stellt eine besondere Herausforderung dar, weil diese fehlende Kausalität von den Paaren oft als zusätzlich belastend empfunden wird.

Ab wann ist eine Kinderwunschbehandlung angezeigt?

Definiert ist die Sterilität als das Ausbleiben einer ersten (primäre Sterilität) oder einer erneuten (sekundäre Sterilität) Schwangerschaft trotz regelmäßigen Geschlechtsverkehrs über wenigstens ein Jahr.

Ob und wann eine Diagnostik sinnvoll ist, sollte man zusätzlich von weiteren Faktoren abhängig machen:

• Während man bei einer sehr jungen Patientin möglicherweise einige Monate länger abwartet, wird man die Diagnostik bei einer Patientin z. B. Ende 30/Anfang 40 möglicherweise schon vor Ablauf eines Jahres einleiten.

- Wenn eine Patientin Regelzyklen aufweist, die deutlich von einem Rhythmus von ca. 28 ± 3–4 Tagen abweichen, deutet dies auf eine gestörte oder ausbleibende Eizellreifung hin. Dann würde man die Diagnostik schon vor der Frist von 12 Monaten einleiten.

- Wenn in der Krankengeschichte der Frau Hinweise auf Eileitererkrankungen vorliegen (Zustand nach Eileiterschwangerschaft, Entzündungen der Eierstöcke/Eileiter, andere Voroperationen, auffällige Befunde im Ultraschall etc.), sollte eine großzügigere und frühzeitigere Abklärung diskutiert werden.

- Weist die Krankengeschichte des Mannes Auffälligkeiten wie z. B. einen Zustand nach Hodenoperationen, Hodenentzündungen etc. auf oder sind die Hoden auffällig klein, erscheint auch aus diesen Gründen eine frühzeitigere Diagnostik angebracht.

Insofern zeigt sich auch bei dieser Frage die Notwendigkeit eines individuell auf das entsprechende Paar abgestimmten Vorgehens. Ob aus dieser Diagnostik am Ende auch eine Therapie erwächst, wird von den Befunden und immer auch von den Wünschen und Vorstellungen des Paares abhängen. Aus einer Diagnostik kann durchaus auch die gemeinsame Entscheidung von Arzt und Paar erwachsen, noch einmal abzuwarten, wenn dies sinnvoll erscheint. Eine frühzeitige Untersuchung beider Partner eröffnet auch im Hinblick auf das Alter einer Frau auf jeden Fall also alle Optionen.

Wege zur Erfüllung des Kinderwunsches

Ziel einer Kinderwunschbehandlung ist die Schwangerschaft und Geburt eines gesunden Kindes, nach Möglichkeit in Form einer Einlingsschwangerschaft. Das Hauptaugenmerk gilt daher der auf das individuelle Paar abgestimmten, möglichst wenig aufwendigen Therapie, die andererseits aber auch realistische Chancen für die Erfüllung des Kinderwunsches bieten muss. Gemeinsam mit dem Paar sollte der Arzt also beurteilen, welche Behandlung einen Therapieerfolg für das jeweilige Paar erhoffen lässt. Es stellt sich also die Frage, ob die Möglichkeiten des GOZ ausgeschöpft sind, ob als nächster Schritt eine Insemination angeraten erscheint oder ob es Faktoren gibt, die eine künstliche Befruchtung erforderlich machen. Die vorgeschlagene Therapie muss man erklären und das Paar am Ende entscheiden lassen, ob es den vorgeschlagenen Weg gehen möchte. Zu einer solchen Beratung gehört daher immer eine realistische Darstellung des Therapieablaufs, der Chancen, möglicher Nebenwirkungen und eventueller Kosten. Die Erfolgschance, auf der das Hauptinteresse des Paares liegt, lässt sich individuell leider oft nicht genau angeben und muss in Anlehnung an Statistiken, Studien etc. geschätzt werden.

Der Beginn der Behandlung

Das Aufklärungsgespräch

Vor Beginn einer Kinderwunschbehandlung wird der Behandlungsablauf detailliert besprochen (zeitlicher Ablauf, Anzahl der Besuche in der Praxis, Stimulationsprotokoll, Erreichbarkeit des Arztes). Ein wichtiges Thema ist die Schwangerschaftswahrscheinlichkeit (s. den Abschnitt über das IVF-Register, S. 189). Im Rahmen der Aufklärung weist der Arzt auf Risiken hin, die bei der Behandlung auftreten können.

Als seltene Nebenwirkungen einer Hormontherapie können z. B. Flüssigkeitseinlagerungen, Kopfschmerzen, Übelkeit oder Unterbauchschmerzen auftreten. Bei einer schweren »Überstimulation« (Wahrscheinlichkeit ca. 1 %) kann es z. B. durch die Bildung von hormonähnlichen Substanzen und bestimmten

Gefäßreaktionen zu Flüssigkeitsverschiebungen in die Bauchhöhle und Lunge kommen.

Im Rahmen der Punktion für eine künstliche Befruchtung kann es zur Verletzung von Blase, Darm, Eierstöcken, Gebärmutter und Gefäßen, aber auch zu Entzündungen kommen.

Auch der Hinweis auf die Möglichkeit einer Eileiterschwangerschaft darf nicht fehlen. Die Wahrscheinlichkeit liegt im Falle einer Schwangerschaft bei ca. 2–3 % und steigt bei Patientinnen mit einer Eileitererkrankung als Grund für die IVF auf ca. 5 %.

Eine besondere Bedeutung hat das Gespräch über die Anzahl der Embryonen, die nach einer künstlichen Befruchtung später eingesetzt werden sollen. Rein statistisch steigt die Schwangerschaftsrate – wenn überhaupt – ab 35 Jahren an, wenn die in Deutschland gestattete Maximalzahl von 3 Embryonen transferiert wird. Demgegenüber steigt bei den Frauen vor dem 35. Lebensjahr – bei nicht erhöhter Schwangerschaftswahrscheinlichkeit – das Zwillingsrisiko auf etwa 25 %, das Drillingsrisiko auf 5 % an.

Alter (Jahre)	1 Embryo	2 Embryonen	3 Embryonen
bis 24	20 %	38 %	28 %
25–29	21 %	38 %	37 %
30–34	21 %	37 %	33 %
35–39	7 %	16 %	18 %
40–44	7 %	16 %	19 %

Tabelle 2: Zusammenhang zwischen Alter, Anzahl der eingesetzten Embryonen und Schwangerschaftsrate (ICSI)[8]

Die Tabelle muss sorgfältig interpretiert werden. Werden bei Frauen unter 24 Jahren 3 Embryonen eingesetzt, beträgt die Schwangerschaftswahrscheinlichkeit 28 %. Setzt man in dieser Altersgruppe nur 2 Embryonen ein, liegt die Schwangerschaftswahrscheinlichkeit mit 38 % deutlich höher. Eine statistische

Aussage ist in diesem Fall nur begrenzt möglich, da in der ersten Gruppe nur 18 Fälle, in der zweiten dagegen 222 aufgeführt sind. Rein statistisch gesehen profitiert erst die Gruppe ab 35 Jahren von 3 Embryonen in Bezug auf eine höhere Schwangerschaftswahrscheinlichkeit (im Vergleich zu 2 Embryonen). Mit dem Einsatz von mehr als 2 Embryonen steigt das Risiko für Zwillings- und Drillingsschwangerschaften deutlich an. Mit der erhöhten Wahrscheinlichkeit einer Mehrlingsschwangerschaft steigt auch das Risiko für andere Problematiken (z. B. Fehlgeburts- und Frühgeburtsrate, Kaiserschnittrate).

Viele Kinderwunschpaare nehmen diese Risiken in Kauf, um ihrem Wunschziel Kind näherzukommen. Aufgabe des Arztes ist es auf der anderen Seite, das Mehrlingsrisiko bei trotzdem guten Therapiechancen so weit wie möglich zu minimieren.

Das Aufklärungsgespräch sollte auch die besondere Situation des Paares (persönliche Belastung, Umgang mit eventuellem »Scheitern« der Behandlung, Sexualität etc.) ansprechen und gegebenenfalls entsprechende Hilfen anbieten (Psychotherapie, Entspannungsübungen). Auch die finanziellen Aspekte werden erörtert (Versicherungssituation, Selbstzahler, »Extrakosten« z. B. für Kryomaßnahmen).

Die hormonelle Behandlung

Medikamentöse Stimulation des Eisprungs

Die Eizellreifung und der Eisprung können medikamentös stimuliert werden. Das ist keine ursächliche Therapie, die dauerhaft zu regelmäßigen Eisprüngen führt, sondern nur eine Unterstützung des jeweiligen Zyklus. Wichtig ist, dass man jede Art der Stimulation (egal, ob Tabletten oder Spritzen) durch Ultraschall und eventuelle Hormonuntersuchungen überwachen sollte, um ihre Wirksamkeit zu kontrollieren und das Mehrlingsrisiko zu minimieren.

Clomifen

Das am längsten (seit 1961) bekannte und zur Stimulation genutzte Medikament ist Clomifen. Die Standarddosierung von Clomifen beträgt 50 mg/Tag (= 1 Tablette/Tag) über 5 Tage. Eine Steigerung bis auf 150 mg/Tag ist individuell möglich. Die 5-tägige Einnahme sollte zwischen dem 2. und dem 5. Zyklustag begonnen werden. Durch eine Ultraschalluntersuchung um den 10. bis 12. Zyklustag lässt sich nachweisen, ob es zur Reifung eines Eibläschens (Follikels) kommt. Gegebenenfalls muss man den Ultraschall je nach Größe des Follikels wiederholen. Der Eisprung (Ovulation) eines solchen Bläschens lässt sich dann z. B. durch die einmalige Injektion des Schwangerschaftshormons HCG auslösen.

Hirnanhangsdrüsenhormone (Gonadotropine)

Das Hirnanhangsdrüsenhormon FSH (follikelstimulierendes Hormon) regt normalerweise die Eizellreifung in den Eierstöcken an. Wenn dieser Vorgang im normalen Zyklus einer Frau nicht funktioniert, eine Patientin auf Clomifen nicht reagiert oder man z. B. zur Vorbereitung auf eine Insemination oder IVF (siehe unten) mehrere Eibläschen zur Reifung bringen will, kann man zusätzlich FSH (allein oder in Kombination mit dem Hirnanhangsdrüsenhormon LH = luteinisierendes Hormon) geben.

Diese Substanzen werden vom Zyklusbeginn an täglich subkutan injiziert, was aufgrund der verfügbaren Injektions-Pens von den meisten Patientinnen allein bewältigt wird. Seit Kurzem ist auch die Depotgabe möglich, die dann nach einmaliger Injektion mehrere Tage wirkt und die Eierstöcke stimuliert. Nach Ultraschallkontrolle lässt sich entscheiden, ob und wie lange eine weitere Stimulation nötig ist. Im Unterschied zum oben genannten Clomifen kann man dabei je nach Eierstockreaktion im Verlaufe der Stimulation die Dosierung noch anpassen, also senken oder steigern.

Bei Vorliegen eines reifen Follikels kann dieser – wie nach der Verwendung von Clomifen auch – durch HCG zum Eisprung gebracht werden.

Hirnanhangsdrüsenhormone in Kombination mit GnRH-Analoga

Insbesondere bei der Stimulation in Vorbereitung auf eine IVF (siehe unten) ist es wichtig, dass der Eisprung durch eine vom Arzt kontrollierte HCG-Spritze ausgelöst wird und dies nicht der Körper der Frau – von ihr nicht willentlich beeinflussbar – selbst durch die Ausschüttung des Hirnanhangsdrüsenhormons LH (endogener LH-Anstieg) übernimmt. Letzteres würde in aller Regel zum Abbruch des gesamten Therapieversuchs führen.

Daher ist es seit Jahren üblich, zusätzlich zum Stimulationsmedikament ein sogenanntes GnRH-Analogon zu geben, welches die Ausschüttung der körpereigenen Hirnanhangsdrüsenhormone während der Therapie für einen bestimmten Zeitraum verhindert und dadurch den oben beschriebenen, meist zum Therapieabbruch führenden LH-Anstieg blockiert.

Bei den GnRH-Analoga werden GnRH-Agonisten und GnRH-Antagonisten unterschieden:

Die *GnRH-Agonisten* bewirken, dass die Hirnanhangsdrüse zunächst ihren gesamten »Vorrat« an FSH und LH ausschüttet und danach vorübergehend blockiert ist, sodass bei der Stimulation dann nur die von der Patientin gespritzten Hirnanhangsdrüsenhormone die Eierstöcke anregen. GnRH-Agonisten können als Nasenspray, als tägliche subkutane Injektion oder als mehrwöchig wirkende Depotspritze verabreicht werden.

Aus der unterschiedlichen zeitlichen Abfolge von GnRH-Agonisten und Hirnanhangsdrüsenhormonen resultieren verschiedene Stimulationsprotokolle. Die gebräuchlichsten sind das »lange« und das »kurze« Protokoll.

Beim *»langen« Protokoll* beginnt die Gabe des GnRH-Agonisten (Nasenspray, tägliche Injektion oder als 4 Wochen wirkende Depotspritze) am Ende des Vorzyklus. Mit der etwa 14 Tage später einsetzenden Regel kann dann die Stimulation starten.

Beim *»kurzen« Protokoll* beginnt die tägliche Anwendung des GnRH-Agonisten etwa am 2./3. Zyklustag und die Stimulation in aller Regel etwa 24 Stunden später.

Nach Gabe von *GnRH-Antagonisten* kommt es innerhalb von ca. 8 Stunden zur vorübergehenden Blockade der FSH-/LH-Ausschüttung aus der Hirnanhangsdrüse. GnRH-Antagonisten stehen als subkutane Injektion – wirksam für 24 oder 96 Stunden – zur Verfügung. Im sogenannten *Antagonistenprotokoll* wird – beginnend mit dem 2.–4. Zyklustag – stimuliert. Nur in der Zyklusmitte gegeben verhindert dann der GnRH-Antagonist, dass es zu einem vorzeitigen Eisprung kommt.

Die Insemination

Das Prinzip der Insemination besteht im Einbringen von aufbereitetem Sperma in die Gebärmutter (Gebärmutterhals bzw. meist in die Gebärmutterhöhle).

Indikationen für die Insemination sind: körperliche Ursachen (Erektionsstörungen, anatomische Besonderheiten, Verengung des Gebärmutterhalskanals) sowie Schwierigkeiten der Samenzellen, den Gebärmutterhalsschleim zu durchdringen (»Interaktionsstörung«). Im »nativen« Ejakulat sollten mindestens etwa 10 Millionen Samenzellen zu finden sein, die Vorwärtsbeweglichkeit sollte bei über 30 % liegen.

Praktischer Ablauf der Insemination

Wir führen Inseminationsbehandlungen meist im stimulierten Zyklus durch (mit Clomifen oder FSH-Präparaten, s. auch S. 139 ff.). Ziel der Hormonbehandlung ist es, durch eine höhere Anzahl an Follikeln die Schwangerschaftswahrscheinlichkeit zu erhöhen. Damit steigt andererseits auch die Wahrscheinlichkeit von Mehrlingsschwangerschaften, sodass individuell über die Stimulation entschieden wird. Die Anzahl von 3 Follikeln sollte daher nicht überschritten werden.

Etwa am 8. oder 9. Tag des stimulierten Zyklus folgt eine Ultraschalluntersuchung, um die Größe der Follikel auszumessen. Außerdem werden die Höhe und Schichtung der Gebärmutterschleimhaut (Endometrium) beurteilt. Bei einer Follikelgröße von etwa 18 mm wird der Eisprung ausgelöst oder der Anstieg des körpereigenen Hormons LH abgewartet, welcher den Eisprung auslöst.

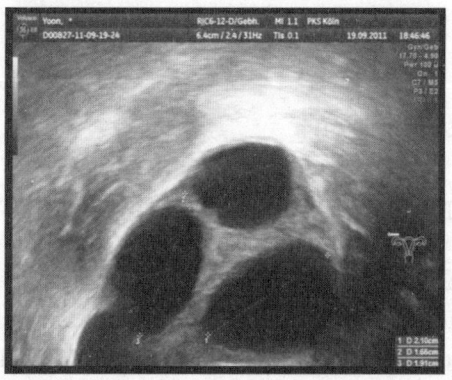

Abb. 6: Ultraschallaufnahme von Follikeln nach Stimulation

Der optimale Zeitpunkt für die Insemination liegt einige Stunden vor dem Eisprung. Dem Mann wird eine Karenz von 2–5 Tagen angeraten.

Das Sperma kann in Ausnahmefällen – wenn der Weg zum Zentrum nicht länger als 30 min beträgt – zu Hause gewonnen werden. Durch die Aufbereitung des Spermas im IVF-Labor, die je nach Präparationsmethode etwa 60–90 min dauert, werden die Spermien auf den Befruchtungsprozess vorbereitet (s. auch IVF-Labor, Spermaaufbereitung, S. 163 ff.).

Die Insemination findet auf einem gynäkologischen Untersuchungsstuhl statt. Der Partner kann anwesend sein. Der mit dem aufbereiteten Sperma beladene weiche Inseminationskatheter wird vorsichtig über den Gebärmutterhals in die Gebärmutterhöhle eingeführt. Unmittelbar nach der Insemination können die Patienten die Einrichtung verlassen. Es gibt für die Folgezeit keine besonderen Verhaltensmaßnahmen.

Oft wird für die nächsten 14 Tage – zur Unterstützung der Gelbkörperhormonphase – eine Behandlung mit einer Gelbkörperhormon-haltigen Scheidentablette oder einem entsprechenden Gel durchgeführt. Wenn der Schwangerschaftstest nach ca. 14 Tagen negativ ist, wird diese Medikation abgesetzt.

In-vitro-Fertilisation (IVF) und intrazytoplasmatische Spermieninjektion (ICSI)

Ziel dieser beiden Methoden ist es, Spermien und Eizellen außerhalb des Körpers zusammenzuführen und so eine Befruchtung zu erreichen. In den meisten Fällen geht eine Stimulation der Eierstöcke mit Spritzen voraus, um mehrere Eizellen zur Reifung zu bringen. In ausgewählten Situationen ist eine IVF oder ICSI auch im natürlichen Zyklus oder nach leichter Stimulation durch Tabletten denkbar.

Die Ärzte kontrollieren die Eizellreifung im Ultraschall, manchmal auch anhand der Hormonwerte und entscheiden danach über den geeigneten Zeitpunkt der Eizellentnahme. Diese erfolgt unter Ultraschallkontrolle ambulant meist in einer Kurznarkose – die Punktion über die Scheide dauert nur selten länger als 3–4 Minuten.

Bei der IVF werden die Eizellen in einem Schälchen mit jeweils etwa 100.000 beweglichen Spermien gemeinsam für 16–20 Stunden im Brutschrank kultiviert.

Grund für diese Therapie sind z. B. Eileitererkrankungen, die eine Begegnung von Ei- und Samenzellen im Eileiter verhindern.

Bei der ICSI – welche vor allem bei hochgradig eingeschränkten männlichen Befunden oder nach Gewinnung von Spermien aus dem Hoden erforderlich ist – injiziert man jeweils ein einzelnes Spermium direkt in die Eizelle, um eine Befruchtung zu ermöglichen. Auch danach verbleiben die Zellen etwa 16–20 Stunden im Brutschrank.

IVF und ICSI unterscheiden sich also lediglich in der Art, wie man die Eizellen zu befruchten versucht. Etwa 16–20 Stunden nach IVF oder ICSI werden die Eizellen auf das Vorhandensein sogenannter Vorkerne kontrolliert, welche das weibliche und männliche Erbmaterial als Zeichen einer erfolgten Befruchtung darstellen. Die Befruchtungswahrscheinlichkeit einer Eizelle liegt sowohl nach IVF als auch nach ICSI durchschnittlich zwischen 50 und 80 %.

Meist 2–3 Tage nach der Eizellpunktion werden die Embryonen (je nach Alter der Frau 1–3 Embryonen) mit einem Katheter ohne Narkose in die Gebärmutterhöhle gespült. Der weitere Verlauf ist nicht beeinflussbar. Die Gebärmutterschleimhaut wird ca. 14 Tage z. B. mit vaginalen Gelbkörperhormongaben unterstützt. Anschließend wird das Ergebnis mit einem Schwangerschaftstest kontrolliert.

Praktischer Ablauf der IVF/ICSI

Die Stimulation

Die Stimulationsprotokolle wurden im Abschnitt *Medikamentöse Stimulation des Eisprungs* (S. 138) bereits erörtert. Vor Beginn der Stimulation erfolgt eine gynäkologische Untersuchung mit Ultraschall. Die entsprechenden Medikamente werden rezeptiert und – nach vorheriger Anleitung – von den Patientinnen meist selbst »subkutan« gespritzt.

Die erste Untersuchung im Stimulationszyklus erfolgt in aller Regel am 5. oder 6. Stimulationstag. Die Follikel sind dann im Durchschnitt etwa 10–12 mm groß. Wenn der Leitfollikel eine Größe von etwa 18 mm erreicht hat, wird das Schwangerschaftshormon HCG gespritzt, welches den Eisprung »auslöst« – d. h. die Eizelle von der Follikelwand löst (zuvor wird der Eisprung ja medikamentös vermieden), damit sie sich (unmittelbar vor dem Eisprung) bei der Punktion auch absaugen lässt. Außerdem halbiert die Eizelle erst durch die Gabe des HCG ihr Erbmaterial, damit nach der späteren Verschmelzung mit der Samenzelle dann auch die richtige Anzahl von Chromosomen in der befruchteten Zelle vorhanden ist.

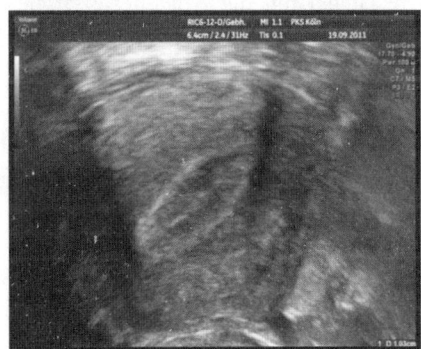
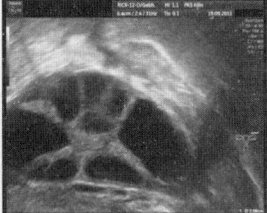

Abb. 7: a) Gebärmutterschleimhaut kurz vor dem Eisprung, sie sollte eine Höhe von mindestens 6–8 mm und eine »3-Lagen-Schicht« aufweisen, b) stimulierter Eierstock mit zahlreichen Follikeln

Die Punktion

Die Punktion erfolgt etwa 35 Stunden nach der »Auslösespritze« je nach Ultraschallbefund meist nach einer etwa 9- bis 10-tägigen Stimulation. Die Patientin kommt nüchtern in die Praxis (6 Stunden vorher nicht essen, 2–3 Stunden vorher nicht trinken). Der Anästhesist bzw. die Anästhesistin hat die Patientin in den Tagen davor oder unmittelbar vor dem Eingriff untersucht und aufgeklärt. In unserer Einrichtung untersucht der Reproduktionsmediziner die Patientin vor dem Eingriff. Erfahrungsgemäß gibt es noch Fragen, die sich jetzt klären lassen.

Anschließend begibt sich die Patientin auf das ihr zugewiesene Zimmer im Stationsbereich, entleert die Blase, entkleidet sich und zieht ein OP-Hemd an. Im Operationssaal wird sie von der OP-Schwester und von den Ärzten (Anästhesist und Reproduktionsmediziner) empfangen. Der Narkosearzt legt eine Venenkanüle, schließt die Überwachungsgeräte an und spritzt die Narkosemittel (z. B. ein Hypnotikum – in der Regel Propofol – und ein Schmerzmittel auf Opiatbasis). Während der Narkose wird der Patientin über eine Maske ein Luft-Sauerstoff-Gemisch zugeführt. Die Narkosetiefe ist gering, die Anästhesiezeit beträgt selten mehr als 10 Minuten.

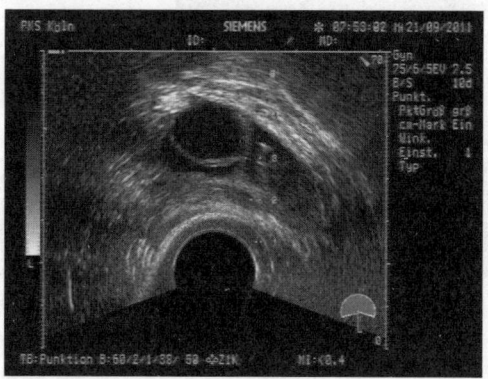

Abb. 8: Punktionsnadel innerhalb des Follikels

Nach dem Abdecken des »OP-Gebiets« wird die Scheide desinfiziert, oft auch nur mit Kochsalzlösung gereinigt. Nach Prüfung der Instrumente führt der Reproduktionsmediziner den Schallkopf in die Scheide ein. Auf dem Schallkopf befindet sich eine Punktionsvorrichtung, durch die eine feine Nadel unter Ultraschallsicht durch die Scheidenwand in die Follikel eingeführt wird. Mit Unterdruck werden die Eizellen aspiriert (angesaugt) und an die Biologen im Labor weitergereicht.

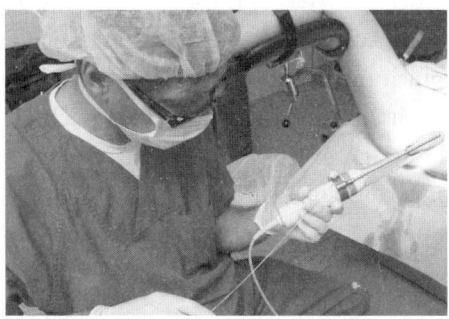

Abb. 9: Schallkopf mit Punktionsvorrichtung

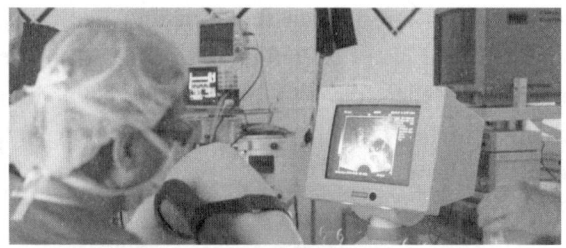

Abb. 10: Punktion mit Ultraschallüberwachung

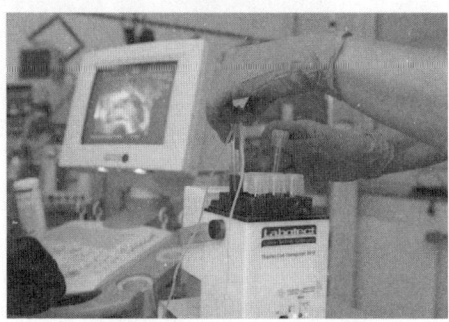

Abb. 11: Röhrchen mit Punktionsflüssigkeit

Abschließend wird die Scheide inspiziert, um eventuell auftretende Blutungen zu stillen. Die Patientin ist schnell wieder wach und geht in Begleitung des Anästhesisten auf ihr Zimmer.

Jetzt gewinnt der Partner in einem speziellen Raum Sperma, das in einem Becher in das IVF-Labor gebracht wird. Nach maximal 2 Stunden Aufenthalt auf der Station erfolgt ein abschließendes Gespräch mit dem Arzt, in dem der weitere Ablauf erläutert wird. Anschließend fährt das Paar nach Hause. Durch die nur leichte Narkose ist die Patientin in ihrem weiteren Tagesablauf nur gering eingeschränkt. Geschäftsfähig ist man nach der Narkose nicht, Autofahren ist natürlich auch für die nächsten 24 Stunden verboten.

Der Transfer

Vor dem Transfer informieren Biologen und Reproduktionsmediziner das Paar über den Befund der Embryonen, also über die Anzahl der Zellen, die Blastomeren (durch Furchung der befruchteten Eizelle entstandene Zellen), die Homogenität der Zellen und »Zelltrümmer«.

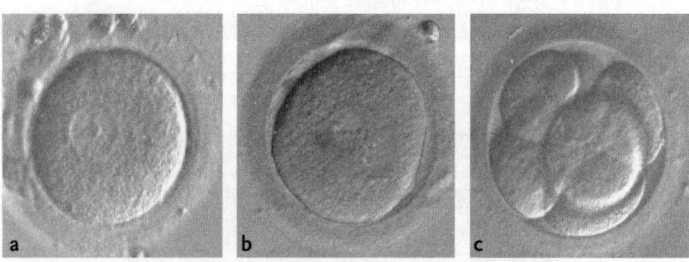

Abb. 12: Embryonen in verschiedenen Entwicklungsstadien; a) unreife Eizelle, b) befruchtete Eizelle mit männlichem und weiblichen Vorkern, c) Mehrzeller

Der Transfer erfolgt meist 2 oder 3 Tage nach der Eizellentnahme.

Der Blastozystentransfer erfolgt in der Regel an Tag 5. Die Übertragung der befruchteten Eizelle wird im Transferraum durchgeführt, der unmittelbar an das IVF-Labor grenzt (kurze Wege). Nachdem die Patientin auf dem Untersuchungsstuhl Platz genommen hat, wird eine normales Speculum (Untersuchungsinstrument wie bei der Krebsvorsorge) in die Scheide eingeführt, damit der Muttermund einsehbar ist. Anschließend wird die Führungshülse des Embryotransferkatheters in der Gebärmutterhöhle platziert. Wir messen diese schon vor der Punktion mit einem feinen Silikonkatheter oder per Ultraschall aus, um die Embryonen später exakt positionieren zu können. Andere Zentren führen den Transfer selber zusätzlich unter Ultraschallsicht durch.

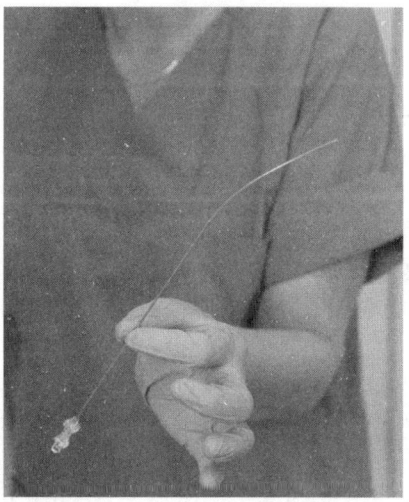

Abb. 13: Embryokatheter

Anschließend werden die Embryonen von den Biologen aus dem Brutschrank in den Embryokatheter eingesaugt. Diesen Katheter schiebt der Reproduktionsmediziner dann durch den schon in der Gebärmutterhöhle liegenden Einführkatheter und setzt die Embryonen an der vorher ausgemessenen Stelle ab.

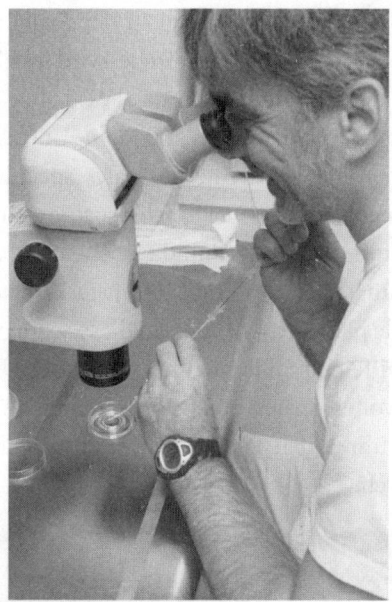

Abb. 14: Aufziehen der Embryonen in den Katheter

Die Katheter werden entfernt. Die Biologen überprüfen, ob die Katheter leer sind (in seltenen Fällen kann ein Embryo über einen Schleimpfropf wieder herausgezogen werden – dann wird er erneut eingesetzt).

Die Aufenthaltszeit der Patientinnen im Transferraum wird von den Zentren unterschiedlich gehandhabt (von »sofort nach Hause« bis zu »2 Stunden liegen«). Die Schwangerschaftswahrscheinlichkcit wird dadurch nicht beeinflusst.

Wir empfehlen für die nächsten 2 Wochen die Einnahme von Gelbkörperhormon (in die Scheide eingeführt) und ggf. Östrogentabletten. Etwa 14 Tage nach dem Transfer führen wir eine Bestimmung des Schwangerschaftshormons (HCG) durch. Fast alle Paare berichten übereinstimmend, dass die 14 Tage zwischen Transfer und Ergebnis die für sie »schlimmste« Zeit darstellen, nicht aufgrund von Beschwerden, sondern wegen der Passivität ohne Einflussmöglichkeit auf die Einnistungschancen.

Wir bieten den Patienten verschiedene Möglichkeiten an, das Testergebnis zu erfahren: »so schnell wie möglich«, »abends, wenn mein Partner anwesend ist« oder »Wir kommen in die Praxis, um es dort zu erfahren«.

Wie viele Versuche sind sinnvoll?

Eine pauschale und allgemeingültige Antwort auf diese Frage ist nicht möglich. Unabhängig von der Art der Therapie (Stimulation, Insemination, IVF oder ICSI etc.) wird eine derartige Entscheidung immer individuell und in Kenntnis der Gesamtsituation eines Paares getroffen. Grundlagen für die Entscheidung in einem Gespräch zwischen Arzt und Paar sind das Alter der Frau, die Dauer des Kinderwunsches, die Ergebnisse der Laboruntersuchungen, Anzahl und Verlauf bisheriger Therapieversuche etc. Auch die subjektiv empfundene Belastung wird das Paar aus seiner Sicht in die Entscheidung einfließen lassen.

Häufig unterscheiden sich die Ansichten von Arzt und Paar zu weiteren Versuchen bzw. einem Therapieende. Problematisch ist die Tatsache, dass nach mehreren erfolglosen Versuchen eine Schwangerschaft zwar unwahrscheinlicher wird, aber oft auch in Folgetherapien nicht auszuschließen ist. Dadurch fällt es sowohl dem Arzt als auch dem Paar häufig schwer, einen Schlussstrich unter die Therapie zu ziehen. Letztendlich sollte am Ende eine von beiden Seiten vertretene Entscheidung stehen, die auf der Abwägung von Aufwand und potenziellem Nutzen aus Sicht aller Beteiligten basiert.

Der entscheidende Parameter aus ärztlicher Sicht bleibt das Alter der Frau, da sich mit zunehmendem Alter die Erfolgschancen einer Kinderwunschbehandlung auch den weiter sinkenden Chancen auf eine natürlich eintretende Schwangerschaft angleichen, das heißt der sogenannte Therapieeffekt (Unterschied zwischen Therapie und einer natürlich eintretenden

Schwangerschaft) verschwindet. Auch die Anwendung sämtlicher heute zur Verfügung stehenden medizinischen Hilfen ändert diese Tatsache nicht. Dies gilt vor allem für Frauen, die älter als 43 Jahre sind (Tab. 2).

	40–43 Jahre	≥ 43 Jahre
Fehlgeburtenrate	43,1 %	65,2 %
Lebendgeburtenrate pro Zyklus	7,4 %	1,1 %

Tabelle 3: Schwangerschafts- und Fehlgeburtenraten von 1.645 Frauen zwischen 40 und 48 Jahren in 2.386 Behandlungszyklen einer künstlichen Befruchtung (ICSI)[9]

Ab einem bestimmten Alter bzw. nach wiederholten Fehlversuchen bleibt daher als Therapieoption die in Deutschland nicht erlaubte Eizellspende eine zu diskutierende Alternative.

Anti-Müller-Hormon (AMH)

Das Anti-Müller-Hormon wird von den frühen antralen Follikeln (Follikel mit einer beginnenden Hohlraumbildung) einer Frau in den Eierstöcken gebildet. Diese kleinen Eibläschen stellen die sogenannte Fruchtbarkeitsreserve einer Frau dar und haben die Chance, sich im Laufe der Geschlechtsreife zu einem sprungreifen Follikel zu entwickeln.

Die Bestimmung von AMH erlaubt daher eine Einschätzung der Fruchtbarkeitsreserve einer Frau. Im Unterschied zu allen anderen bisher bekannten Parametern ist AMH im Labor relativ stabil nachweisbar und unterliegt zyklusabhängig geringeren (nicht relevanten) Schwankungen als andere bisher zur Verfügung stehende Laboruntersuchungen.

Problematisch ist, dass seit der routinemäßigen Verwendung von AMH dieser Parameter einerseits in seiner Aussagekraft häufig über-, andererseits aber häufig auch unterschätzt wird.

Was kann man aus dem AMH-Wert ablesen?

Man kann aus dem AMH-Wert nicht ablesen, ob eine Frau z. B. unter der Einnahme einer Pille noch fruchtbar ist. Nach aktuellen Untersuchungen sinkt AMH unter der Anwendung einer Pille, eines vaginalen Hormonrings oder eines Pflasters zur Verhütung um ca. 30 %. Ein nicht mehr nachweisbares AMH heißt nicht automatisch, dass diese Patientin keine Restfunktion ihrer Eierstöcke aufweist. Solange eine Patientin ohne Einnahme von Hormonpräparaten noch gelegentlich blutet, hat sie auch eine vorhandene Eierstockfunktion, völlig unabhängig davon, ob das AMH normal hoch oder nicht mehr messbar ist. Ein zu niedriger AMH-Wert sagt lediglich aus, dass die Reserve dieser Patientin eingeschränkt ist, erlaubt aber keine genaue Vorhersage/Berechnung, wie lange die Eierstöcke noch »funktionieren« werden.

Solange eine Patientin mit niedrigem AMH noch regelmäßige Zyklen mit Eisprung hat, kann sie auch – völlig unabhängig von der Höhe ihres AMH-Wertes – genauso gut schwanger werden wie ihre Freundin oder Bekannte mit regelmäßigen Zyklen und einem normalen AMH. Die Schwangerschaftschancen je Zyklus hängen von anderen Faktoren wie vor allem z. B. dem Alter der Patientin und nicht vom aktuellen AMH-Wert ab.

Was ermöglicht die AMH-Bestimmung?

AMH ermöglicht eine individuellere Beratung der Patientin, indem wir z. B. bei einer 30-jährigen Patientin mit einem sehr niedrigen AMH wissen, dass hier das noch zur Verfügung stehende Zeitfenster für den Eintritt einer Schwangerschaft vermutlich geringer ist. Ob es aber tatsächlich nur noch 1, 2, … 5 oder 10 Jahre beträgt, lässt sich momentan nicht einschätzen. Zusammenfassend lässt sich also feststellen, dass mithilfe des AMH-Wertes eine individuellere aktuelle Einschätzung der Eierstockfunktion möglich ist. Das AMH erlaubt aber keine Rückschlüsse darauf, wie lange diese Eierstockfunktion tatsächlich noch anhält und steht auch nicht im direkten Zusammenhang damit, wie hoch die Schwangerschaftschance im jeweiligen Monat ist. Diese wird vielmehr vor allem vom biologischen Alter der Patientin bestimmt. Solange eine Patientin – egal welcher Altersgruppe – noch gelegentlich blutet, hat sie auch eine vorhandene Eierstockfunktion, völlig unabhängig vom AMH-Wert.

Welche Möglichkeiten bieten Kryotechniken (Tieffriertechniken)?

In der IVF-Medizin sind Kryoverfahren seit Langem etabliert. Häufig werden überzählige befruchtete Eizellen tiefgefroren. Die Schwangerschaftsrate war bisher etwa 10 % niedriger als bei »frischen« befruchteten Eizellen. Die Einfriertechnik wird nach dem »langsamen« Protokoll über mehrere Stunden durchgeführt, d. h., die Zellen werden in einem speziellen Medium in flüssigem Stickstoff langsam auf −196° Celsius abgekühlt.

Problematisch war bisher die Kryokonservierung von unbefruchteten Eizellen. Sie befinden sich in einer bestimmten Teilungsphase und reagieren empfindlich auf die Bildung von Kristallen bei der Abkühlung.

Seit einigen Jahren gibt es ein weiteres Verfahren, die sogenannte Vitrifikation. Hierbei wird innerhalb von Sekunden ein »Blitzfrierprozess« durchgeführt, der sich auf die Zellen schonender auswirkt. Hiermit werden später Schwangerschaftsraten erzielt, die denen mit »frischen Eizellen« nahekommen.

Gründe für eine Eizell-Kryokonservierung im Sinne einer Erhaltung der Fruchtbarkeit:

- Patientinnen vor einer Chemotherapie, einer Bestrahlung des Unterleibs oder vor größeren Eierstockoperationen (z. B. Endometriose, bestimmte Eierstocktumoren o. ä.)

- Patienten, die ihre Fruchtbarkeit »sichern« wollen (z. B. Frauen mit späterem Kinderwunsch ohne aktuellen Partner).

In Amerika ist dieses »egg banking« oder »social freezing« durchaus üblich, in Deutschland nicht unumstritten. In Deutschland gibt es eine kürzlich veröffentlichte Stellungnahme zu diesem Thema.[10]

Andere Verfahren (z. B. Entfernung und Kryokonservierung von Eierstockgewebe) entwickelten sich in den letzten Jahren dynamisch und gewinnen an Bedeutung.

Häufig gestellte Fragen

1. Hat das Fliegen in der Schwangerschaft Einfluss auf das Fehlgeburtsrisiko in den ersten drei Schwangerschaftsmonaten?

Nach heutigem Kenntnisstand gibt es keinen entsprechenden Zusammenhang, sodass eine Patientin in der frühen Schwangerschaft bei entsprechendem Wohlbefinden ohne Probleme touristisch fliegen kann. Ob dies auch für professionell Fliegende gilt, ist momentan noch unklar. Die touristisch fliegende Patientin erreicht die möglicherweise kritischen Belastungen jedoch nicht.

2. Kann ich durch Aspirin die Einnistungschancen verbessern?

Nach Betrachtung der vorliegenden Studien gibt es keinen entsprechenden positiven Einfluss von Aspirin auf die Schwangerschaftschancen.

3. Kann ich durch einen Embryonenkleber (Embryo Glue) meine Chancen bei einer künstlichen Befruchtung erhöhen?

Embryonenkleber hat nachweislich keinen Nutzen hinsichtlich einer Verbesserung der Schwangerschaftsraten.

4. Wie lange ist eine Kinderwunschbehandlung sinnvoll?

Diese Frage muss immer individuell durch den behandelnden Arzt und das Paar beurteilt werden. Beide Seiten müssen sich über Grenzen und Möglichkeiten der noch zur Verfügung stehenden Therapieoptionen verständigen und sich dann einigen, ob sie eine weitere Therapie für sinnvoll erachten.

5. Erhöht sich durch bereits in der Familie vorhandene Zwillinge das Risiko auf eine Mehrlingsschwangerschaft unter einer Hormonbehandlung?

Das Vorhandensein von Zwillingsschwangerschaften nach spontanem Schwangerschaftseintritt in der Familie hat keinen Einfluss auf das Mehrlingsrisiko unter einer Hormonbehandlung.

6. Lässt sich durch die Stellung beim Geschlechtsverkehr sowie den zeitlichen Bezug des Geschlechtsverkehrs zum Eisprung Einfluss auf das Geschlecht des Kindes nehmen?

Eine bewusste Einflussnahme auf das Geschlecht des Kindes ist durch die beiden genannten Faktoren nicht möglich.

7. Verbessert längeres Liegen nach dem Geschlechtsverkehr die Schwangerschaftschancen?

Nach heutigem Kenntnisstand hat eine Ruhephase (auch zum Beispiel nach einem Embryotransfer im Rahmen einer künstlichen Befruchtung) keinen Einfluss auf die Schwangerschaftschancen.

Fragen zur Zyklusüberwachung

Man kann davon ausgehen aus, dass eine Patientin mit einem regelmäßigen etwa 28-tägigen Zyklus (maximal 3–4 Tage Abweichung nach oben oder unten) mit einer hohen Wahrscheinlichkeit auch regelmäßige Eisprünge aufweist. Dabei ist die zeitlich stabilere Phase die Zeit nach dem Eisprung mit etwa 14 Tagen (Gelbkörperphase). Die Zeit, welche eine Eizelle vom Tag der ersten Regelblutung bis zum Eisprung benötigt (Follikelphase), ist eher variabel. Um letztere entsprechend ohne ärztliche Hilfe zu definieren, bietet es sich an, entweder die relativ unsichere Basaltemperaturmethode zu verwenden oder aber – in jeder Apotheke erhältliche – sogenannte LH-Teststreifen zu erwerben. Diese Teststreifen zeigen den Anstieg des Hormons LH im Urin an, der dem Eisprung unmittelbar vorangeht. Etwa 24 Stunden nach dem Anstieg des Hormons LH (nachweisbar mit dem genannten Teststreifen zu Hause im Urin) erfolgt der Eisprung.

Eine viele Paare bewegende Frage ist, wann im Verhältnis zum Eisprung *der optimale Zeitpunkt für den Geschlechtsverkehr* ist. Wir wissen heute, dass eine Eizelle schätzungsweise nur etwa 24 Stunden befruchtungsfähig ist. Dem gegenüber können die Spermien bei einem normalen Spermiogramm bis zu 5–6 Tage nach dem Verkehr in den Eileitern der Frau »warten«. Sie bewegen sich unmittelbar nach dem Verkehr über die Gebärmutterhöhle in den Eileiter und überleben hier einen doch deutlich längeren Zeitraum als die Eizelle selbst. Daraus lässt sich schlussfolgern, dass der Geschlechtsverkehr nach Möglichkeit vor dem Eisprung erfolgen muss, da zum Zeitpunkt des Eisprungs für die Befruchtung der Eizelle nur noch ca. 24 Stunden zur Verfügung stehen. Dies zeigen auch Studien, in denen nachgewiesen werden konnte, dass die Schwangerschaftsraten am höchsten waren, wenn die Paare in den 2 (bis 3) Tagen *vor* dem Eisprung Verkehr hatten. Zeigt sich also in einem LH-Test im Urin ein LH-Anstieg, ist es sinnvoll, bereits dann Verkehr zu haben und nicht erst 2 Tage später, wenn der Eisprung voraussichtlich stattfindet, weil man sich dann schnell auch bereits in der Zeit nach dem Eisprung und damit einer deutlich abnehmenden Fruchtbarkeit befinden kann.

Eine weitere, für viele Paare interessante, häufig aber auch belastende Frage ist, *wie häufig in dieser Zeit Geschlechtsverkehr erforderlich ist.* Neuere Untersuchungen zeigen, dass nicht die Häufigkeit des Verkehrs entscheidend ist, sondern der oben beschriebene optimale Zeitpunkt, wobei es auch beim optimalen Zeitpunkt, wie schon dargelegt, niemals um Minuten und Stunden, sondern nur um die genannten optimalerweise etwa 2(–3) Tage vor dem Eisprung geht. Ob in diesem Zeitraum einmalig oder wiederholt Verkehr stattfindet, hatte in der einzigen momentan zu dieser Thematik existierenden Untersuchung keinen Einfluss auf die Schwangerschaftsraten.[11] Dies ist möglicherweise darauf zurückzuführen, dass bei häufigerem Verkehr naturgemäß auch der Spermienbefund an Qualität abnimmt. Insofern lässt sich für viele Paare die emotionale Belastung mit der Aussage verringern, dass einmaliger Geschlechtsverkehr ausreichend ist, mehrmaliger sicherlich nicht negativ, aber bei einer starken emotionalen Belastung auch nicht zwingend notwendig ist.

Rolle des Internets

Im Zusammenhang mit den häufig gestellten Fragen sollte eine kritische Betrachtung des Internets nicht fehlen. Für die wachsende Bedeutung des Internets in Bezug auf Gesundheitsinformationen sind verschiedene Gründe verantwortlich. Ein Problem der Gesundheitsversorgung ist die mangelnde Beratungs- und Behandlungszeit, die dem Arzt pro Patient zur Verfügung steht, wenn die Praxis betriebswirtschaftlich tragbar arbeiten soll. Außerdem stürzen auf Paare mit Kinderwunsch eine Fülle vielfältiger Informationen zu Krankheitsursachen, Therapieabläufen etc. ein, die in der begrenzten Beratungszeit des Arztes oft nicht vollständig vermittelbar sind. Jeder kennt zudem aus vermutlich eigenem Erleben den Umstand, dass zahlreiche Fragen erst auftreten, wenn man das Gehörte später in Ruhe rekapitulieren will und sich zusätzlich mit Informationen aus Büchern, von Freunden usw. versorgt.

Das Internet bietet eine Fülle von Informationen, um Zusammenhänge besser verstehen zu lernen. Nachteilig wird es, wenn Unmengen von Fakten unverstanden aufgenommen werden und mangels eines kompetenten erklärenden Gesprächspartners ungeordnet bleiben. Für viele bleibt dann der Ausweg in Chatrooms zu entsprechenden Themengebieten. Hier findet sich oft auch bei Laien, die sich lange mit der Problematik beschäftigt haben, eine entsprechende Beratungskompetenz. Doch auch diese ist meist begrenzt, sodass infolgedessen in der Diskussion sowie dem Meinungsaustausch zwischen Betroffenen häufig Erklärungskonstrukte und vermeintliche Antworten auf offene Fragen entstehen, die mit der Realität und wissenschaftlichen Kenntnissen nicht mehr viel gemeinsam haben.

Das Medium Internet beginnt, nachteilig zu wirken, wenn in der Laiendiskussion mangels Hintergrundwissens Tatsachen unverstanden bleiben und dadurch oft Hoffnungen unberechtigt genährt oder auch zerstört werden.

Wünschenswert wäre daher eigentlich ein zur Verfügung stehender kompetenter Ansprechpartner, der das Gelesene und Gehörte entsprechend ordnet und erklärt. In der Sprechstunde bleibt dafür in aller Regel kaum Zeit. Alternativ gibt es Internetforen zur Gesundheitsberatung, in denen Ärzte Fragen beantworten. Auch hier kann aber nur punktuell geantwortet werden, was das ausführliche ärztliche und persönliche Beratungsgespräch nicht ersetzt.

Ein nicht zu unterschätzender Aspekt ist die Nutzung des Internets als Marketinginstrument. Grundsätzlich stellt dies kein

Problem dar. In der Kinderwunschbehandlung ergeben sich allerdings häufig offene Fragen – vor allem bei ausbleibendem Therapieerfolg. Oft kann der Arzt die Frage nach dem »Warum« nicht beantworten, und das nach Kausalität strebende Paar geht mehr oder weniger frustriert nach Hause. Wir alle suchen Antworten auf unsere Fragen. In Momenten der Verzweiflung sind wir bereit, vieles zu tun, und sind offen für alle Informationen, die das neben der Schulmedizin bestehende Vakuum füllen. Die Suche nach Kausalität und das Angebot von Alternativen sollten allerdings den Boden seriöser medizinischer Beratung nicht verlassen und die Bereitschaft von Paaren, oft nahezu alles ausprobieren zu wollen, nicht in unseriöser Weise ausnutzen. Der Übergang des Internets zwischen »Nutzbringer« und ausschließlichem »Marketingtool« von Geschäftsinteressen ist hier oft fließend.

Nach der medizinischen Darstellung der Kinderwunschbehandlung wollen wir Ihnen nun einen Einblick in die »Welt« des Labors und in die Arbeit des Biologen geben, der einen maßgeblichen Anteil an der Verwirklichung des Kinderwunsches hat.

Biologische Aspekte

Ralf Böhm

Das IVF-Labor

Aufbau und Arbeitsbereiche eines IVF-Labors

Die wichtigsten Bereiche von IVF-Zentren sind eigentlich alle nach einem ähnlichen Prinzip konzipiert. Sie bestehen im Wesentlichen aus einem Eingriffsraum oder OP, in dem die Entnahme der Eizellen (Follikelpunktion) aus den Eierstöcken der Patientin stattfindet. In meist direkter Nachbarschaft befinden sich ein oder mehrere Ruheräume, in denen sich die Patientinnen nach der Follikelpunktion erholen können.

Der Eingriffsraum bzw. OP ist gewöhnlich entweder über eine Tür, eine Durchreiche oder zumindest einen nicht allzu langen Flur mit dem Embryologielabor verbunden. Die aus den Eierstöcken der Patientin entnommene Follikelflüssigkeit, in der sich die Eizellen befinden, kann somit schnell und direkt in den IVF-Laborbereich gelangen, wo sie sofort nach Eizellen durchsucht wird.

Im Embryologielabor werden die Eizellen zunächst gewaschen und im weiteren Verlauf für die Vereinigung mit den Samenzellen vorbereitet. Nach Durchführung der Befruchtung verbleiben die dann entstehenden frühen Embryonen bis zu ihrem Transfer in die Gebärmutter der Patientin in diesem Labor.

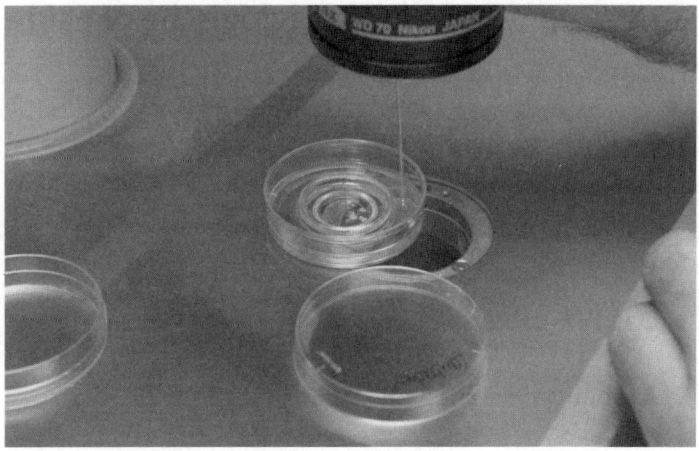

Abb. 15: Waschen und Sammeln der Eizellen

Die Analyse und Aufbereitung der zur Befruchtung der entnommenen Eizellen erforderlichen Samenzellen des zugehörigen Partners oder auch der Samenzellen für eine einfache Inseminationsbehandlung erfolgt im Andrologielabor. In den meisten IVF-Zentren liegt dieses in direkter Nachbarschaft zum Embryologielabor oder ist in dieses integriert. Dies ermöglicht eine direkte Kommunikation zwischen den Labormitarbeitern und die schnelle Bereitstellung der im Rahmen einer IVF oder ICSI für die Befruchtung der Eizellen vorbereiteten Spermien.

Die Gewinnung des Samens erfolgt mittels Masturbation in einem zumeist bequem ausgestatteten »Gewinnungsraum« (Ejakulatorium), der anregende Literatur und/oder einen DVD-Player mit entsprechenden Filmen bereitstellen sollte. Im Idealfall ist der Gewinnungsraum etwas fern der üblichen Laufwege von Patienten und Personal gelegen, damit der samenspendende Mann nicht zu sehr gestört wird.

Die Überführung der Embryonen in die Gebärmutter der Frau erfolgt entweder im OP oder in einem eigenen Transferraum, der i. d. R. über eine Durchreiche oder Tür mit dem Embryologielabor verbunden ist.

Ein weiterer wichtiger Arbeitsbereich ist die Kryokonservierung mit dazugehörendem Kryolager. Hier finden das Tiefgefrieren und Lagerung von Keimzellen wie Samenzellen, Hodengewebe, Eizellen, Vorkernstadien (befruchtete Eizellen) und Embryonen bei ultratiefen Temperaturen statt.

Die Arbeiten im IVF-Labor erfordern spezielle Laborgeräte, von denen die wichtigsten für die oben geschilderten Arbeitsbereiche im Folgenden kurz beschrieben werden.

Andrologielabor

Zur Analyse und Aufbereitung des Samens benötigt man ein gutes Labormikroskop, das mindestens über eine 200- und 400-fache Vergrößerung verfügt. Damit lassen sich die Samenzellen in der Samenflüssigkeit sehr gut betrachten. Um ein möglichst klares mikroskopisches Bild zu erhalten, benutzt man ein spezielles Kontrastgebungsverfahren (Phasenkontrast), das die Spermien besonders schön zeigt.

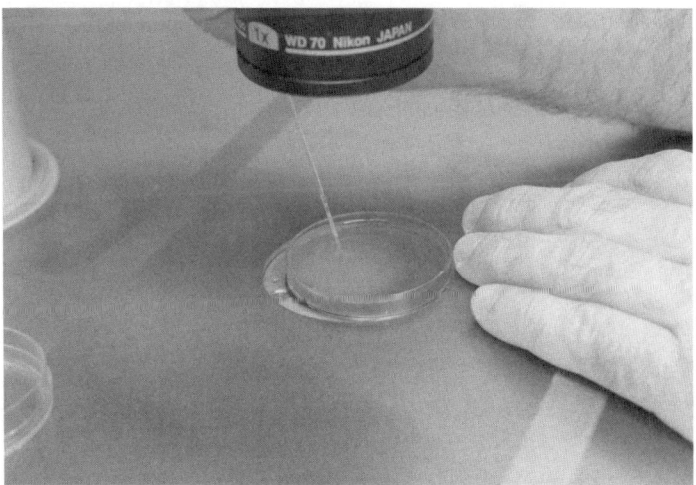

Abb. 16: Aufsuchen der Eizellen

Mithilfe einer Zellzählkammer und des Mikroskops kann man die Konzentration der Samenzellen durch Auszählen ermitteln. Zur Aufarbeitung der Samenflüssigkeit ist unbedingt eine Zentrifuge erforderlich. Die meisten gängigen Methoden zur Aufreinigung der Samenzellen und deren Abtrennung von der Samenflüssigkeit beruhen auf Zentrifugationsverfahren.

Embryologielabor

Kern des Embryologielabors sind die Brutschränke (Inkubatoren), in denen die Eizellen und Embryonen kultiviert werden. Hierin verbringen die Eizellen bzw. Embryonen nahezu die gesamte Zeit ihres »Aufenthalts« außerhalb des Körpers der Frau. Lediglich während der für die Befruchtung und die Beurteilung der Qualität und Entwicklung von Eizellen und Embryonen notwendigen Arbeiten befinden sie sich kurzzeitig außerhalb des Brutschranks.

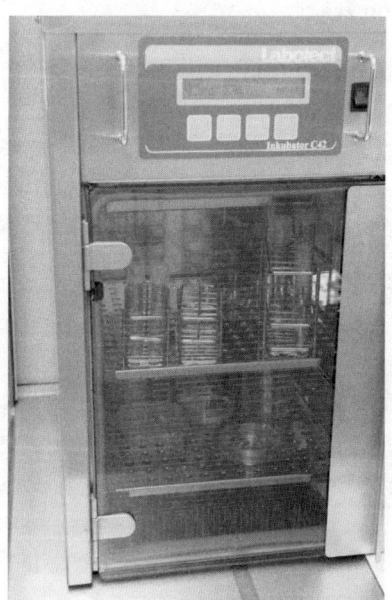

Abb. 17: Brutschrank

Die Brutschränke stellen eine für das Wachstum und die optimale Entwicklung der Zellen geeignete Umgebung bereit, die ein wenig der im Körper der Frau ähnelt. Neben den Brutschränken sind verschiedene Mikroskope erforderlich, die eine Bearbeitung der Eizellen und Embryonen ermöglichen. Das sogenannte Stereomikroskop (auch Binokular genannt) bietet je nach Modell einen stufenlosen Vergrößerungsbereich zwischen ca. 6-fach und 60–120-fach. Damit können die Eizellen und Embryonen sehr gut betrachtet und bearbeitet werden. Der Mikromanipulator (oft auch als Mikroinjektionsanlage bezeichnet) ermöglicht es, bei 200- bis 400-facher Vergrößerung feinste Arbeiten an Eizellen und Embryonen durchzuführen. Mithilfe der Mikromanipulatoren sind Bewegungen im Nanometerbereich durchführbar, was Voraussetzung für Verfahren wie ICSI oder die Polkörperbiopsie ist.

Es ist mittlerweile Standard, während der Bearbeitung der Keimzellen eine Wärmekette von nahezu 37° C einzuhalten, da insbesondere Eizellen und Embryonen sehr empfindlich gegenüber Temperaturänderungen sind. Außerhalb des Brutschranks wird dies durch beheizte Wärmefelder an den Mikroskopen gewährleisten, die zur Bearbeitung der Keimzellen verwendet werden. Somit sind die Zellen während ihrer Zeit außerhalb des Körpers keinen allzu großen Temperaturschwankungen ausgesetzt.

In vielen Labors finden sich auch sterile Werkbänke (Laminar Flow), die es ermöglichen, bestimmte Arbeiten in einer nahezu keimfreien Umgebung zu erledigen, um die empfindlichen biologischen Materialien vor unerwünschten Keimen zu schützen.

Viele Labors verfügen mittlerweile über sogenannte Zona-Ablationslaser, die in der Lage sind, mithilfe kurzer Laserimpulse kleine Öffnungen in die Hülle, die die Eizellen bzw. Embryonen umgeben (Zona pellucida), zu schießen. Die Öffnungen können als Schlüpfhilfe für den Embryo oder als Zugang für die Entnahme von Polkörpern (Polkörperbiopsie) oder einzelnen Zellen des Embryos (Blastomerenbiopsie) für genetischdiagnostische Zwecke dienen.

Kryolabor und Kryolager

Das wichtigste Gerät des Kryolabors ist ein Einfriergerät, das eine genau kontrollierte, computergesteuerte Abkühlung der Keimzellen auf –196° C ermöglicht. Für diesen Vorgang wird flüssiger Stickstoff benötigt, der in entsprechenden Vorratsbehältern bereitsteht. Die Lagerung der tiefgefrorenen Keimzellen erfolgt in speziellen Kryotanks, die mit flüssigem Stickstoff gefüllt sind und bei ausreichendem Füllstand Standzeiten von mehreren Wochen und damit eine hohe Sicherheit gegen Auftauen gewährleisten. Gewöhnlich wird der Füllstand jedoch von den Labormitarbeitern wöchentlich oder durch automatische Nachfülleinrichtungen überprüft.

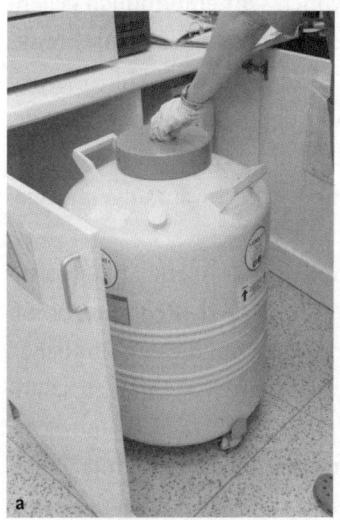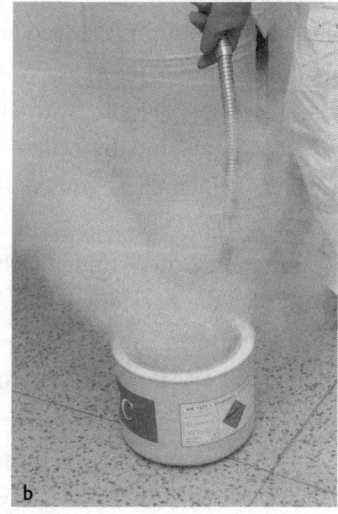

Abb. 18: a) Kryobehälter, b) Befüllung des Kryobehälters mit flüssigem Stickstoff

Laborpersonal

Das Team eines IVF-Labors setzt sich i. d. R. zusammen aus einem Laborleiter, der eine abgeschlossene akademische Ausbildung in einem adäquaten Fachgebiet (z. B. Biologie, Veterinärmedizin, Biochemie o. Ä.) und ausreichend Berufserfahrung im Bereich der Reproduktionsbiologie des Menschen aufweisen muss, sowie medizinisch- oder biologisch-technischen Assistenten bzw. Mitarbeitern mit vergleichbaren Qualifikationen.

Andrologische Labormethoden

Spermaanalyse

Um die Qualität einer Samenprobe beurteilen zu können, müssen mehrere Aspekte betrachtet und ausgewertet werden.

Anzahl und Beweglichkeit der Samenzellen

Wie oben schon erwähnt, werden die Anzahl und damit die Konzentration der Samenzellen eines Ejakulats mikroskopisch mithilfe spezieller Zählkammern bestimmt. Hierbei wird in einem definierten Volumen gezählt, wie viele Samenzellen sich darin befinden. Mit den ausgezählten Werten kann dann auf das Gesamtvolumen des Spermas, das mit einer Pipette, einer Spritze oder einem Messgefäß gemessen wird, umgerechnet werden. So lässt sich die Anzahl der Samenzellen pro Milliliter und die Gesamtzahl aller im Ejakulat vorhandenen Spermien berechnen. Dabei lässt sich auch feststellen, wie hoch der Anteil an beweglichen und nichtbeweglichen Samenzellen ist.

Von der Weltgesundheits-Organisation (WHO) wurden 1999 Normalwerte für das Ejakulatvolumen, die Konzentration der Samenzellen und deren Beweglichkeit veröffentlicht. 2010 veröffentlichte die WHO neue Richtwerte (WHO 5). Bei diesen Werten wird nicht mehr zwischen schnell und langsam beweglichen Samenzellen differenziert, sodass sich ICSI-Indikationen nicht ohne Weiteres ableiten lassen.

Volumen	mindestens 1,5 ml
Spermienkonzentration	mindestens 15 Mio./ml
	mindestens 32 % vorwärts bewegliche Spermien
Anteil normal geformter Spermien	> 4 %

Tab. 4: Normalwerte für Spermaanalysen (WHO 2010[12])

Schon seit Langem gibt es auch computergestützte Verfahren (CASA-Systeme) zur Bestimmung der oben aufgeführten Werte. Die bislang erhältlichen Systeme sind jedoch nicht hinreichend zuverlässig oder unverhältnismäßig teuer.

Morphologie und Qualität der Samenzellen

Mithilfe geeigneter Färbeverfahren kann auch die morphologische Qualität, das heißt die Form bzw. das Aussehen der Samenzellen, beurteilt werden. Im menschlichen Sperma ist der Anteil anormal geformter Spermien relativ hoch. In der alten Ausgabe des WHO-Handbuchs aus dem Jahre 1999 wurde der Normalwert von 30 % normal geformten Samenzellen festgelegt. In der neuen Ausgabe des Handbuchs (2010) wurde der Normalwert auf 4 % herabgesetzt. War bisher ein zu geringer Anteil normal geformter Samenzellen häufig die Indikation für eine Mikroinjektionsbehandlung, so hat dieser Parameter mit dieser Anpassung deutlich an diagnostischem Wert verloren.

Eine Vielzahl weiterer Tests ist zur Charakterisierung der Samenqualität verfügbar, deren praktischer Nutzen jedoch nicht immer gegeben ist. Erwähnenswert ist hierbei der Eosin-Test, der es erlaubt, bei völliger Unbeweglichkeit aller Samenzellen mittels Eosin-Färbung die Spermien sichtbar zu machen, die vital, also noch am Leben sind. So lässt sich beurteilen, ob eine

Kinderwunschbehandlung mit ICSI erfolgreich sein könnte oder nicht.

DNA-Fragmentierungs-Test

In den letzten Jahren haben sich mehrere Verfahren etabliert, mit denen sich der Zustand des Erbguts von Samenzellen bestimmen lässt. Diese sogenannten DNA-Fragmentierungs-Tests zeigen den Anteil der Spermien einer Samenspende, deren Chromosomen (enthalten die väterliche Erbinformation) beschädigt sind. Je höher der Anteil solcher Samenzellen ist, umso geringer ist die Chance, ein Kind auf normalem Wege zu zeugen.

Der DNA-Fragmentierungs-Test erlaubt also, eine gewisse Prognose zur Fruchtbarkeit eines Mannes stellen zu können, und ermöglicht dem behandelnden Arzt eine gezieltere Beurteilung der Therapiemöglichkeiten für ein Kinderwunschpaar. Der DNA-Fragmentierungs-Test könnte sich zukünftig als Routineparameter anstelle der Morphologie etablieren.

Methoden zur Aufarbeitung von Sperma

Wegen der großen Zahl verschiedener Methoden zur Isolierung von Samenzellen aus der Samenflüssigkeit und deren Reinigung sollen hier nur die am weitesten verbreiteten Verfahren kurz erklärt werden. Alle geschilderten Verfahren können sowohl für einfache Inseminationsbehandlungen als auch für IVF und ICSI eingesetzt werden.

Swim-up

Wie der Name schon vermuten lässt, macht man sich bei den Swim-up-Verfahren die natürlich gegebene Beweglichkeit der Samenzellen zunutze, indem man diese in ein frisches Nährmedium einschwimmen lässt.

Man unterscheidet den direkten Swim-up vom indirekten. Beim direkten Swim-up wird in einem Kunststoffröhrchen frisch gewonnenes Sperma mit frischem Nährmedium überschichtet. Das Röhrchen wird dann in einen Brutschrank gestellt. Die gut bis sehr gut beweglichen Samenzellen schwimmen in das überstehende Nährmedium hinein und sammeln sich dort. Nach ca. 1 Stunde werden etwa zwei Drittel des Nährmediums abgesaugt und ein- oder zweimal mit frischem Nährmedium mittels sanfter Zentrifugation gewaschen.

Der indirekte Swim-up unterscheidet sich vom direkten dadurch, dass das Sperma zunächst mit Nährlösung gemischt und dann zentrifugiert wird. Nach Absaugen des überstehenden Nährmediums wird das verbleibende Sediment, das die Samenzellen enthält, mit ein wenig frischem Nährmedium überschichtet und in den Brutschrank gestellt. Der weitere Ablauf entspricht dem direkten Swim-up.

Bei sorgfältiger Durchführung erhält man Samenzell-Suspensionen, die fast ausschließlich schnell bewegliche Samenzellen in hoher Konzentration enthalten. Von diesen beiden geschilderten Techniken gibt es eine Reihe von Abwandlungen, die jedoch alle auf demselben Prinzip basieren.

Dichtegradienten-Zentrifugation

Eine ebenfalls weit verbreitete Aufbereitungsmethode ist die Dichtegradienten-Zentrifugation. Hierbei macht man sich die »siebende« Wirkung von speziellen Nährmedien zunutze, die mit Silikat-Kügelchen in unterschiedlichen Konzentrationen angereichert sind und in einem Zentrifugenröhrchen übereinandergeschichtet werden können.

Auf diese Gradientenmedien (meist werden zwei mit 40-prozentigem und 80-prozentigem Silikat-Kügelchen-Anteil verwendet) wird dann frisch gewonnenes, verflüssigtes Sperma aufgetragen und zentrifugiert.

Je nach Konzentration der Kügelchen werden bestimmte, im Sperma häufig neben den Samenzellen vorhandene Partikel, Zellen und Proteinfäden bei Ihrer Wanderung zum Boden des Zentrifugenröhrchens zurückgehalten, also quasi ausgefiltert. Im optimalen Fall erreichen nur die Samenzellen den Boden bzw. das Sediment des Zentrifugenröhrchens. Auf diese Weise erhält man sehr reine Samenzellsuspensionen, die dann durch weiteres Waschen mit frischem Nährmedium optimal gereinigt und konzentriert werden können.

Kryokonservierung von Sperma

In vielen Fällen ist es vorteilhaft, Samenspenden bzw. -zellen langfristig bei voller biologischer Aktivität aufbewahren zu können. Dies kann mit der Kryokonservierung, also dem Tiefgefrieren, erreicht werden. Die Kryokonservierung von menschlichem Sperma wird schon seit einigen Jahrzehnten erfolgreich durchgeführt. Sie ist insbesondere für Männer sinnvoll, die sich sterilisieren lassen möchten oder sich aufgrund einer Krebserkrankung einer Chemo- oder Strahlentherapie unterziehen müssen, die eventuell ihre Fruchtbarkeit langfristig stark einschränkt oder völlig zum Erliegen bringt. Durch die Kryokonservierung ihres Samens kann die Zeugungsfähigkeit langfristig erhalten werden.

Eine weitere Anwendung ergibt sich im Rahmen von Kinderwunschbehandlungen. Häufig ist die Samenzellkonzentration von Kinderwunschpatienten derart gering oder schwankend, dass nicht bei jeder Samenspende für die geplante Behandlung in Zahl und Qualität ausreichend Samenzellen zu erwarten sind. In solchen Fällen bietet es sich an, im Vorfeld einer Kinderwunschtherapie mehrere Samenspenden mit ausreichender Qualität einzufrieren, um im »Notfall« darauf zurückgreifen zu können. Das gibt dem Kinderwunschpaar eine hohe Sicherheit und trägt zur Entspannung bei.

Samenbanken halten Samenspenden von anonymen, getesteten Spendern bereit, die dann von Paaren erworben werden können, bei denen der Mann über keine eigenen Samenzellen verfügt (Azoospermie). Das Donor- bzw. Fremdsperma kann dann zur Inseminations- oder IVF-/ICSI-Behandlung verwendet werden und so zur Erfüllung des Wunsches nach einem eigenen Kind beitragen.

Durchführung der Kryokonservierung von Spermien

Um die Samenzellen des frisch gewonnenen oder aufbereiteten Spermas einfrieren zu können, muss man diese zunächst mit einem Gefrierschutzmittel behandeln. Das Gefrierschutzmittel verdrängt das Wasser in den Zellen. Ohne diese Vorbehandlung würden die Zellen platzen, da sich das Volumen des Wassers beim Erstarren zu Eis um etwa ein Drittel vergrößert und somit die Zellen zu stark ausgedehnt würden.

Wie bei allen Zellen geht auch die Kryokonservierung von Samenzellen mit einem gewissen Verlust vitaler Zellen nach dem Auftauen einher. Das Ausmaß des Verlusts ist von der Beschaffenheit der Samenflüssigkeit und der Qualität der Samenzellen abhängig.

Die vorbehandelten Samenzellen lassen sich portioniert in spezielle Kryogefäße verpacken und bei -196° C jahrzehntelang ohne biologischen Aktivitätsverlust lagern. Im Allgemeinen werden ausreichend Samenzellen für mehrere Kinderwunschbehandlungen eingefroren.

Gewinnung von Samenzellen aus dem Hodengewebe (TESE, Testikuläre Spermien-Extraktion)

Sind keinerlei Samenzellen im Sperma zu finden, liegt die Ursache häufig in beidseits verschlossenen Samenleitern. Die Gründe hierfür sind vielfältig und können z. B. genetisch bedingt, unfallversursacht oder auch durch bakterielle Infektionen hervorgerufen sein. In solchen Fällen bietet sich die Entnahme von Gewebe direkt aus den Hoden des Patienten an. Dieses wird im Labor nach Samenzellen durchsucht, die man dann für die Injektion in Eizellen verwenden kann. Auf diese aufwendige Weise können in eigentlich aussichtslos erscheinenden Fällen intakte Schwangerschaften erzielt werden.

Sinnvoll ist es natürlich, bei der Entnahme des Hodengewebes genügend Material zu entnehmen, um mehrere Portionen hiervon einfrieren zu können. Der Ablauf ist mit der Kryokonservierung von Samenzellen vergleichbar. Im optimalen Fall können so Hodengewebeproben für ca. 3–6 Mikroinjektionsbehandlungen eingefroren werden, dies erspart dem Patienten mehrere operative Eingriffe.

Andere Methoden zur Gewinnung von Samenzellen aus dem Hoden oder Nebenhoden (z. B. die MESA – mikrochirurgische epididymale Spermien-Aspiration, also die Gewinnung von Samenzellen aus dem Nebenhoden mittels Punktion) spielen eine eher untergeordnete Rolle, da sie meist mit einem höheren zeitlichen Aufwand als die TESE verbunden sind.

Embryologische Labormethoden

Eizellsuche

Die während der Follikelpunktion abgesaugten Eizellen gelangen zunächst mit der Follikelflüssigkeit in spezielle vorgewärmte Röhrchen. Deren Inhalt wird dann im Embryologielabor mithilfe geeigneter Pipetten und Petrischalen unter mikroskopischer Sicht zunächst nach den abgesaugten Eizellen durchsucht. Diese werden mehrfach gewaschen. Zur Zwischenlagerung werden die Eizellen in ein Nährmedium überführt und in einen Brutschrank gestellt. Die Eizellen sind zu diesem Zeitpunkt noch vom sogenannten Cumulus-Gewebe umgeben (Cumulus-Oozyten-Komplex, COK), das sowohl einen mechanischen Schutz bietet als auch die Ernährung der Eizellen unterstützt.

In-vitro-Fertilisation (IVF)

Das erste mittels In-vitro-Fertilisation gezeugte Baby (Louise Brown, 1978) entstand aufgrund der Erkenntnis, dass verschlossene Eileiter eine weit verbreitete Ursache für Kinderlosigkeit waren und noch immer sind. Dies veranlasste die englischen Ärzte Steptoe und Edwards dazu, ein Verfahren zu entwickeln, das die Befruchtung der Eizellen einer Frau auch außerhalb ihres Körpers ermöglichte. Mit der Geburt des ersten »Retortenbabys« entwickelte sich die Reproduktionsmedizin rasant weiter. Die klassische IVF wird heute noch immer angewandt, spielt aber seit der Verfügbarkeit der ICSI nicht mehr die dominante Rolle in der modernen Reproduktionsmedizin.

Zur Befruchtung der aus den Eierstöcken abgesaugten Eizellen müssen genügend gut bewegliche Spermien des zugehörigen Partners vorhanden sein. Diese werden vom Mann entweder durch Masturbation oder aus tiefgefrorenen Proben bereitgestellt und wie oben beschrieben gereinigt und isoliert.

Etwa 39–42 Stunden nach der Entnahme der Eizellen bzw. der Cumulus-Oozyten-Komplexe werden die Samenzellen mit den COK in einer Kulturschale im Nährmedium zusammengebracht (Insemination). Man benötigt etwa 20.000 bis 50.000 schnell vorwärts bewegliche Samenzellen guter morphologischer Qualität, um die Befruchtung einer Eizelle zu ermöglichen. Das Eindringen einer Samenzelle in die Eizelle findet innerhalb der ersten 1–2 Stunden statt. Im Laufe dieses Vorgangs kommt es zu einem Auseinanderbrechen des Cumulus-Gewebes, und die eigentliche Eizelle wird freigesetzt.

Etwa 16–20 Stunden nach der Insemination der Eizellen werden die ihnen noch anhaftenden Cumulus-Zellreste mittels einer feinen Pipette entfernt, was den freien mikroskopischen Blick auf die Eizellen ermöglicht. Nun kann überprüft werden, ob die Eizellen befruchtet wurden oder nicht. Erkennbar ist dies daran, ob sich Vorkerne (Pronuclei) gebildet haben. Eine regelrecht befruchtete Eizelle besitzt zwei Vorkerne, einen mütterlichen und einen väterlichen. Jeder Vorkern trägt einen halben Chromosomensatz (haploid mit je 23 Chromosomen und einem Geschlechtschromosom) – der eine Vorkern den von der Mutter, der andere den vom Vater.

Im weiteren Entwicklungsverlauf verschmelzen diese beiden Vorkerne, und die zwei halben Chromosomensätze vereinigen sich zum Erbgut des neu entstehenden Lebens. Die Entwicklungsfähigkeit der so entstandenen Frühstadien (Präembryonen) ist sehr unterschiedlich. Lediglich 30–50 % der befruchteten Eizellen erreichen in der In-vitro-Kultur das Entwicklungsstadium, das sie zur Einnistung in die Gebärmutterschleimhaut befähigt und das die Voraussetzung für den Beginn einer Schwangerschaft ist. Aber längst nicht alle von diesen sogenannten Blastozysten nisten sich auch tatsächlich ein.

Die Anordnung der Vorkerne in den befruchteten Eizellen und das Muster der in den Vorkernen enthaltenen Kernkörperchen (Nucleoli) lassen eine vage Prognose zur Entwicklungsfähigkeit der befruchteten Eizellen zu. Dieses sogenannte Vorkern-Scoring kann die Auswahl der für den Transfer am besten geeigneten befruchteten Eizellen erleichtern.

Die weitere Entwicklung der befruchteten Eizellen ist durch mehrere Zellteilungen geprägt. Am 2. Tag nach der Befruchtung finden sich gewöhnlich 2- bis 4-Zell-Stadien, am 3. Tag 6- bis 8-Zell-Stadien, am 4. Tag sogenannte Morulastadien (12–16 Zellen) und am 5. Tag schließlich Blastozysten, die bereits aus mehreren hundert Zellen bestehen können.

Intrazytoplasmatische Spermieneinjektion (ICSI)

Die ursprüngliche Indikation für die ICSI war die männlich bedingte Kinderlosigkeit von Paaren. In etwa 40 % der Fälle scheitert die Zeugung eines Kindes an der mangelnden Samenqualität. Meist sind zu geringe Konzentrationen an gut beweglichen

Samenzellen die Ursache, sodass selbst eine klassische IVF erfolglos bleibt. Aber auch andere Faktoren wie z. B. das Unvermögen der Samenzellen, in die Eizelle eindringen zu können, oder immunologische Ursachen, die die Beweglichkeit der Samenzellen beeinträchtigen, verhindern die Befruchtung der Eizellen bei der klassischen IVF.

Um auch Paaren mit einer ausgeprägten männlichen Unfruchtbarkeit mittels reproduktionsmedizinischer Verfahren zu einem eigenen Kind verhelfen zu können, hat man zu Beginn der 1990er-Jahre die ICSI für die Anwendung beim Menschen in den IVF-Zentren etabliert. Hierbei werden die vorhandenen Barrieren und Probleme, die das Eindringen einer Samenzelle in die Eizelle einer Frau im Eileiter oder in der Kulturschale bei der klassischen IVF verhindern, mittels der Mikroinjektionstechnik überwunden.

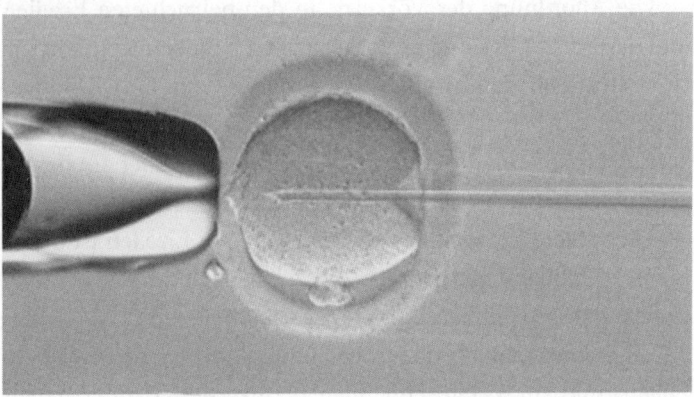

Abb. 19: Einführen einer Samenzelle in die Eizelle

Es bedarf hierzu einer speziellen Apparatur, die es ermöglicht, mithilfe feinster Glaspipetten jeder Eizelle jeweils eine einzige Samenzelle unter mikroskopischer Sicht kontrolliert zu injizieren. Theoretisch sind also nur so viele Samenzellen erforderlich, wie reife Eizellen zur Injektion bereitstehen. Daher ist auch die Injektion von aus Hodengewebe gewonnenen Samenzellen

möglich, bei der häufig nur sehr vereinzelt verwertbare Samenzellen zu finden sind.

Eine erfolgreiche Mikroinjektion erfordert von den Labormitarbeitern große Konzentration und Erfahrung. Befruch-
tungsraten zwischen 50 und 80 % sind durchaus realistisch. Es
ist selten, dass bei diesem Verfahren keine Befruchtung erzielt
wird, was dazu geführt hat, dass die ICSI mittlerweile die am
häufigsten angewandte Methode zur extrakorporalen Befruchtung von Eizellen geworden ist. Sie bietet einfach eine höhere
Befruchtungssicherheit als die klassische IVF, bei der die Einflussnahme der Labormitarbeiter auf den Befruchtungserfolg
sehr begrenzt ist und die Keimzellen sich selbst überlassen sind.

Wie bei der klassischen IVF beschrieben untersucht man die
Eizellen am Tag nach der ICSI auf das Vorhandensein von Vorkernen, um die Befruchtung festzustellen. Der weitere Verlauf
ist bei beiden Verfahren identisch.

Die ICSI hat das Anwendungsspektrum der künstlichen Befruchtung enorm erweitert und ist eine der überragenden Ent-
wicklungen der modernen Medizin des vergangenen Jahrhun-
derts. Sie eröffnete auch solchen Paaren die Möglichkeit, ein eigenes Kind zu bekommen, die noch vor gerade einmal 20 Jahren
nicht den Hauch einer Chance darauf hatten.

Kryokonservierung

Da bei einer künstlichen Befruchtung meist mehr Eizellen befruchtet werden als für den Transfer vorgesehen, besteht die
Möglichkeit, befruchtete Eizellen oder Embryonen einfrieren zu
lassen. Die Kryokonservierung ist ein etabliertes Verfahren, das
mit sehr gutem Erfolg weltweit eingesetzt wird. Der Vorteil des
Patientenpaares liegt darin, beim Ausbleiben einer Schwangerschaft nach einer künstlichen Befruchtung die Möglichkeit weiterer Embryonentransfers zu haben – ohne erneute hormonelle
Stimulation und Follikelpunktion.

Um Vorkernstadien bzw. Embryonen einfrieren zu können, müssen diese ähnlich wie Spermien zunächst entwässert werden. Da Vorkernstadien bzw. Embryonen sehr viel größer und wesentlich empfindlicher sind als Spermien, erfolgt die Entwässerung über mehrere Konzentrationsstufen spezieller Kryokonservierungslösungen. Die entwässerten Keimzellen werden in spezielle Einfriergefäße übertragen und mithilfe einer computergesteuerten Kryomaschine langsam und streng kontrolliert auf schließlich -196° C abgekühlt bzw. eingefroren.

Anschließend können sie in geeigneten Kryotanks für viele Jahre in flüssigem Stickstoff aufbewahrt werden. Im Allgemeinen werden die Zellen bzw. Embryonen in Portionen von 1–3 Stück eingefroren.

Um sie für einen Transfer in die Gebärmutter aufzutauen, bedarf es keiner Maschine. Die Keimzellen bzw. Embryonen werden kurz in 37° C warmes Wasser gehalten und dann aus dem Kryogefäß herausgespült. Um sich wieder mit Wasser zu füllen, durchlaufen sie erneut mehrere Konzentrationsstufen geeigneter Auftaulösungen und werden dann in eine Kulturschale mit geeigneter Nährlösung umgesetzt. Dort verbleiben sie dann bis zum Embryotransfer, der i. d. R. ein oder zwei Tage später stattfindet. Die Überlebensrate kryokonservierter Eizellen bzw. Embryonen liegt bei 80–90 %.

In den letzten Jahren hat sich die sogenannte Vitrifikation, ein ultraschnelles Kryoverfahren, vor allem für die Konservierung von Blastozysten etabliert. Dieses Verfahren arbeitet ohne Kryomaschine und bietet überzeugende Überlebensraten. Es findet auch in Deutschland daher zunehmend Anwendung.

Embryotransfer

Am Ende einer künstlichen Befruchtung steht der Embryotransfer, also die Rückgabe der im Laufe ihres Laboraufenthalts aus den Eizellen entstandenen frühen Embryonen in die Gebärmutter der Patientin. Je nach gesetzlicher Situation in den verschiedenen Ländern dürfen 1 bis mehrere Embryonen übertragen werden. In Deutschland ist die Zahl auf maximal 3 begrenzt. Es liegt im Ermessen des behandelnden Arztes und des Wunsches der Patienten, welche Anzahl an Embryonen transferiert werden soll.

Die Übertragung wird je nach Zentrum am Tag 2–5 oder gar 6 nach der Eizellgewinnung durchgeführt. Der Arzt verwendet für die Übertragung einen speziellen Katheter, der meist aus zwei Teilen besteht. Der äußere Katheter dient als Führungshilfe und wird durch den Scheideneingang und den Gebärmutterhals bis in die Gebärmutter eingeführt. Die geschieht ohne Narkose und ist weitestgehend schmerzfrei. Nach optimaler Platzierung des Führungskatheters werden die Embryonen dann vom Embryologen mithilfe einer kleinen Spritze in einen sehr dünnen und weichen Katheter aufgesaugt und dem Arzt übergeben. Dieser führt den geladenen feinen Katheter durch den Führungskatheter in die Gebärmutter ein und legt die Embryonen mithilfe der Spritze am Boden der Gebärmutter ab. Der ganze Vorgang dauert bei komplikationslosem Verlauf ca. 2–4 Minuten. Im Anschluss an den Embryotransfer kann die Patientin die Klinik bzw. Praxis verlassen. Manche Zentren gewähren den Patientinnen noch eine mehr oder weniger lange Ruhephase, bevor sie nach Hause entlassen werden.

Besondere embryologische Verfahren

Assisted Hatching (Schlupfhilfe)

Um sich in der Gebärmutterschleimhaut einnisten zu können, muss der frühe Embryo 5 oder 6 Tage nach der Befruchtung seine ihn umgebende Hülle (Zona pellucida) verlassen. Es kann jedoch vorkommen, dass diese Hülle außergewöhnlich dick, sehr zäh oder verhärtet ist. Letzteres beobachtet man häufiger bei aufgetauten Vorkernstadien oder Embryonen.

Um dem Embryo das Schlüpfen aus seiner Hülle zu erleichtern oder überhaupt zu ermöglichen, führt man das sogenannte Assisted Hatching durch. Hierbei wird mithilfe eines Mikromanipulators entweder mit einer sehr feinen Nadel oder unter Verwendung einer speziellen Lösung (saure Tyrode-Lösung) mechanisch bzw. chemisch eine Öffnung in die Zona eingebracht. Das mittlerweile am weitesten verbreitete und eleganteste Verfahren hierfür ist die Verwendung eines speziellen Zona-Ablationslasers. Dieser erlaubt es, mittels eines für die Eizelle bzw. den Embryo harmlosen Laserstrahls innerhalb von wenigen Millisekunden Öffnungen definierter Größe in die Zona zu schießen.

Die Anwendung des Assisted Hatching ist bei mehrmaligem Einnistungsversagen, bei älteren Patientinnen sowie beim Transfer von aufgetauten Eizellen bzw. Embryonen zu erwägen. Wissenschaftlich bewiesen ist sein Nutzen allerdings momentan nicht.

PolScope-Mikroskopie

Eines der Hauptprobleme bei der künstlichen Befruchtung ist die Beurteilung der Entwicklungsfähigkeit von gewonnenen Eizellen. Das schon erwähnte Vorkern-Scoring oder die rein optische Beurteilung der Embryonen selbst liefern zwar einige Hinweise, eine absolut verlässliche Aussage über das Entwicklungs- und Einnistungspotenzial eines Embryos ist jedoch nicht möglich.

Mithilfe eines technisch anspruchsvollen Mikroskopierverfahrens ist neuerdings eine verbesserte Beurteilung von Eizellen möglich. Die automatisierte Polarisationsmikroskopie (PolScope) kann Strukturen in der Eizelle sichtbar machen, die mit normaler Lichtmikroskopie nicht erkennbar sind. Dies sind die Zona pellucida, also die Hülle der Eizelle, sowie der Spindelapparat, der sich im Innern der Eizelle befindet und eine sehr wichtige Rolle bei der Verteilung der Chromosomen während der Eizellreifung spielt.

Mit dem PolScope-Verfahren kann man erkennen, ob diese Zellstrukturen optimal gebaut sind und überhaupt ein Spindelapparat vorhanden ist. Nur dann können diese Funktionsträger ihre Arbeit fehlerlos verrichten. Die «Bauqualität« dieser Strukturen lässt sich sogar physikalisch vermessen und somit sowohl qualitativ als auch quantitativ beurteilen. Aus den erhaltenen Messdaten kann auf die Qualität einer Eizelle geschlossen werden. So können die besten Eizellen unter Zuhilfenahme weiterer Beurteilungskriterien erkannt und für den Transfer ausgesucht werden.

Polkörperdiagnostik

Während ihrer frühen Entwicklung durchläuft die Eizelle zwei Reifeteilungen. Nach einer vorangegangenen Verdopplung der in der Eizelle vorhandenen Chromosomen (Träger der Erbinformation) werden diese bei jeder der Reifeteilungen gleichmäßig auf die Eizelle selbst und einen Polkörper verteilt. Der außerhalb der Eizelle liegende Polkörper dient lediglich als »Verpackung« für die überzähligen Chromosomen und hat für die weitere Entwicklung der Eizelle keine Bedeutung.

Für den fehlerlosen Ablauf dieses Vorgangs ist der Spindelapparat verantwortlich. Fehler, die zu einer nicht regelrechten, ungleichmäßigen Verteilung der Chromosomen (Aneuploidie) führen, gehen meist mit schwerwiegenden Folgen wie Entwicklungsstopp des frühen Embryos, Einnistungsversagen, Abort oder gar Fehlbildungen beim Neugeborenen einher. Die Rate der Fehlverteilungen nimmt mit steigendem Alter einer Frau stetig zu. Bekanntestes Beispiel für die Auswirkung einer Chromosomenfehlverteilung ist das Down-Syndrom, auch als Trisomie 21 bekannt, bei der die betroffenen Nachkommen das Chromosom 21 dreimal statt zweimal tragen.

Die Polkörperdiagnostik bietet im Rahmen einer ICSI-Behandlung die Möglichkeit, begrenzt chromosomale Fehlverteilungen in Eizellen indirekt aufzuspüren. Hierzu werden die bei den Reifeteilungen entstandenen zwei Polkörper durch Öffnen der Eizellhülle mittels Biopsie mit feinsten Pipetten mikromanipulatorisch entnommen und einer Chromosomenanalyse unterzogen.

Routinemäßig werden die Chromosomen 13, 16, 18, 21 und 22 untersucht. Diese weisen die höchsten Fehlverteilungsraten aller Chromosomen auf. Mithilfe eines speziellen Färbeverfahrens (FISH = Fluoreszenz-in-situ-Hybridisierung) kann man die Chromosomen in den Polkörpern sichtbar machen und feststellen, ob sie in der richtigen Anzahl vorliegen. Das Ergebnis lässt Rückschlüsse auf die in der Eizelle verbliebenen Chromosomen zu. Werden in den Polkörpern Abweichungen vom normalen Verteilungsmuster gefunden, liegt auch in der Eizelle eine Verteilungsstörung vor. Solche Eizellen werden vom weiteren Verlauf der Behandlung ausgeschlossen. Nur Eizellen mit regulärem Chromosomensatz werden für ihre Weiterentwicklung zum Embryo und letztlich zum Transfer zugelassen.

Leider lässt sich mit der FISH nur eine begrenzte Anzahl von Chromosomen untersuchen, weswegen ihr diagnostischer Wert begrenzt ist. Hinzu kommt, dass lediglich das mütterliche Erbgut betrachtet werden kann. Informationen über eventuelle Unregelmäßigkeiten im Erbgut des befruchtenden Spermiums werden nicht erfasst. Dies ist allerdings nur bedingt nachteilig, da ca. 85–90 % aller embryonalen Chromosomenfehlverteilungen von der Eizelle stammen.

Neben der Untersuchung von Fehlverteilungen eignet sich die Polkörperdiagnostik sehr gut zur Untersuchung von mütterlichen chromosomalen Translokationen in den Eizellen, die aber sehr selten sind und deren Beschreibung den Rahmen dieses Kapitels sprengen würde.

Ein neues Verfahren, das auf der sogenannten Micro-Array-Technologie beruht, momentan aber noch in der Testphase ist, verspricht, alle 23 Chromosomen der Polkörper untersuchen zu können. Das könnte die Einsatzmöglichkeiten der Polkörper-diagnostik erweitern und sie zu einem wertvollen Werkzeug in der Reproduktionsmedizin erheben.

Präimplantationsdiagnostik (PID)

Während in Ländern wie Deutschland, Österreich und der Schweiz die Polkörperdiagnostik die einzige gesetzlich legiti-mierte Methode zur genetischen Untersuchung von Eizellen ist, ist im überwiegenden Rest der Welt die Präimplantationsdiag-nostik (PID) möglich.

Statt lediglich an Polkörpern von Eizellen dürfen in den meisten Ländern genetische Untersuchungen an den Zellen der frühen Embryonen durchgeführt werden. Hierzu werden meist am dritten Tag nach der Befruchtung, wenn die Embryonen 6–8 Zellen gebildet haben, 1–2 Zellen (= Blastomeren) wie bei der Polkörperdiagnostik mittels Biopsie entnommen und einer Analyse unterzogen.

Im Gegensatz zur Polkörperdiagnostik liefert die PID Aus-sagen über die väterliche und mütterliche Erbinformation. Ne-ben der reinen Chromosomenverteilung können mit geeigneten Techniken auch einzelne Gene des neuen Lebens auf das Vor-handensein von Mutationen oder Erbkrankheiten untersucht werden.

Ob die Entnahme embryonaler Zellen dem weiteren Ent-wicklungsverlauf der frühen Embryonen möglicherweise scha-det, ist momentan Gegenstand sehr kontroverser fachlicher Diskussionen. So steht die PID im Verdacht, einen negativen Einfluss auf die Schwangerschaftsrate zu nehmen. Gezielte zu-künftige Studien sollen zeigen, ob diese These haltbar ist.

Intrazytoplasmatische morphologisch-selektierte-Spermieninjektion (IMSI)

Seit jüngster Zeit ist ein mikroskopisches Verfahren verfügbar, das eine 1500- bis 7000-fache Vergrößerung von Samenzellen erlaubt. Dies wird durch eine aufwendige optische und digitale Aufrüstung von Mikroskopen erreicht. Ziel ist es, bei stark eingeschränkter Spermienzahl und -qualität die morphologisch besten Samenzellen für die Injektion in Eizellen aussuchen zu können.

Es wird nach Samenzellen gesucht, deren Köpfe frei von sogenannten Vakuolen sind. Dies sind flüssigkeitsgefüllte Hohlräume, die mitunter einen sehr großen Bereich des Spermienkopfes einnehmen können. Die Vakuolen stehen im Verdacht, die Erbinformation der Samenzellen zu schädigen. Die Injektion vakuolenfreier Spermien soll die Befruchtungs-, Schwangerschafts- und Abortrate günstig beeinflussen.

Das Verfahren ist außerordentlich zeitintensiv, und nicht wenige Experten stehen der IMSI sehr kritisch gegenüber. Tatsächlich existiert bis heute noch kein stichhaltiger wissenschaftlicher Nachweis, dass die IMSI eine wirkliche Verbesserung bringt. Es bleibt abzuwarten, ob der Nutzen der IMSI in weiteren Studien eindrücklich nachgewiesen werden kann.

Statistik, Gesetzeslage und ethische Aspekte der künstlichen Befruchtung

Markus Merzenich und Frank Nawroth

Die folgenden Abschnitte befassen sich nun mit statistischen und rechtlichen Aspekten der künstlichen Befruchtung und der Haltung der Kirchen zu diesen Verfahren.

Künstliche Befruchtung in Zahlen

Seit der Geburt von Louise Brown 1978 – dem ersten mithilfe der IVF entstandenen Kind – sind weltweit mehr als 5 Millionen Kinder nach künstlichen Befruchtungsmaßnahmen zur Welt gekommen.

Auf der 28. Jahrestagung der Europäischen Gesellschaft für Humane Reproduktion und Embryologie (ESHRE) 2012 in Istanbul wurden die neuesten Zahlen von 2009 vorgestellt[13]:

»Die häufigsten künstlichen Befruchtungen wurden bei Frauen zwischen 30 und 39 Jahren durchgeführt. ›Verantwortlich‹ für die Kinderlosigkeit waren Frauen und Männer in jeweils 20–30 %, beide verantwortlich in 20–40 %. In 10–20 % der Fälle konnte keine Ursache gefunden werden.

Kinderlosigkeit stand in direktem Zusammenhang zu ›Lifestyle‹-Faktoren wir Rauchen, Über- oder Untergewicht und Stress. Ein wesentlicher Faktor war das zunehmende Alter der Frauen.

In Europa werden mit 71 % weltweit die meisten künstlichen Befruchtungen durchgeführt (Asien nicht mitberechnet). Im

Jahr 2009 wurden 537.287 Zyklen in 33 Ländern Europas durchgeführt. Im Vergleich dazu lagen 2007 die USA bei 142.435, Australien und Neuseeland zusammen bei 56.817 Zyklen. 2009 führte Frankreich 74.767, Deutschland 68.041, Spanien 54.266 und Italien 52.032 Behandlungen durch.

Während in den USA etwa 1 % aller Geburten nach künstlichen Befruchtungen zustande kamen, lag dieser Prozentsatz in Belgien, Holland, Dänemark und Schweden bei über 3 %.

Weltweit werden jährlich 1,5 Millionen künstliche Befruchtungen durchgeführt mit geschätzten 350.000 Geburten. Die Anzahl der transferierten Embryonen ist weltweit rückläufig und liegt bei 2,3 Embryonen pro Transfer. Während in den USA 2007 nach künstlichen Befruchtungen in 33 % der Fälle Mehrlingsschwangerschaften auftraten, war in Europa die Zahl von 26,9 % im Jahre 2000 auf 21,8 % in 2007 rückläufig.

In Europa kam es 2009 nach IVF in 32,8 % zu Schwangerschaften, nach ICSI in 32 %, nach Kryoembryotransfer in 22,5 % und nach Eizellspende in 42,2 %.«

Das Institut für Demoskopie in Allensbach führte 2007 eine Untersuchung über ungewollte Kinderlosigkeit durch.[14]

10–15 % aller Paare in Deutschland gelten als »ungewollt kinderlos«. Der eindeutige Zusammenhang zwischen zunehmendem Alter und abnehmender Fruchtbarkeit macht sich demographisch bemerkbar:

Die Neuauflage der Broschüre »Geburten in Deutschland« von 2012[15] gibt eine ausführliche Übersicht: 2010 wurden in Deutschland 678.000 Kinder geboren – 13.000 weniger als im Vorjahr. 1964 waren es noch 1,4 Millionen. Das Alter der Erstgebärenden stieg im Westen ab 1970 kontinuierlich an. 2010 waren die Erstgebärenden mit durchschnittlich 29,2 Jahren etwa 5 Jahre älter als die von 1970.

Nach Angaben des Deutschen IVF-Registers lag das Durchschnittsalter in der Kinderwunschbehandlung 1997 bei 32,6 Jahren, im Jahr 2010 bei 34,9 Jahren.

Eine IVF-Behandlung kostet etwa 3.000 Euro. Bei einer Lebendgeburtenrate von 18 % entstehen also Kosten von 15.000 Euro pro Lebendgeborenes nach IVF – bei etwa 20.000 IVF-Kindern pro Jahr sind das etwa 300 Millionen Euro (im Vergleich dazu betragen in 2011 die Gesamtausgaben der Krankenkassen 179,6 Milliarden Euro pro Jahr). Während in Deutschland die gesetzlichen Kassen 50 % der Kosten übernehmen, sind es in Spanien 100 %, in Österreich 70 %.

Die nur noch hälftige Kostenübernahme in Deutschland durch die gesetzlichen Kassen seit 2004 führte zu einem deutlichen Abfall der Behandlungszyklen um etwa 30 %. Einige Bundesländer bezuschussen die IVF und ICSI seit 2013 zusätzlich mit 25 %.

Die Richtlinien zur künstlichen Befruchtung in Deutschland

Die (Muster-)Richtlinien zur Durchführung der assistierten Reproduktion wurden 2006 vom Vorstand der Ärztekammer auf Empfehlung des wissenschaftlichen Beirats beschlossen.[16] Richtlinien geben den Ärzten Standards vor. Verstöße dagegen können mit Entzug von Teilgebietsbezeichnungen oder sogar der Approbation geahndet werden.

Im Vorwort dieser Richtlinien werden der »hohe Rang des Kindeswohls«, das »Selbstbestimmungsrecht des Paares« und »der Gesundheitsschutz der Schwangeren« betont. Außerdem soll »ein hohes Niveau der Gesundheitsversorgung sichergestellt werden«.

Die vom Bundesausschuss der Ärzte und Krankenkassen gemäß § 27a des 5. Sozialgesetzbuchs (SGB V)[17] beschlossenen Richtlinien bestimmen medizinische Einzelheiten zu Voraussetzungen, Art und Umfang der medizinischen Maßnahmen zur Herbeiführung einer Schwangerschaft nach einer künstlichen Befruchtung.

Sie beinhalten:

- *Begriffsbestimmungen* (z. B. Insemination, IVF). Es wird darauf hingewiesen, dass es sich im »homologen« System um den Samen des Ehemannes oder des Partners in einer stabilen Partnerschaft handelt. Als »heterolog« gilt der Samen eines Samenspenders. Homosexuelle Paare sind von der Behandlung ausgeschlossen.
- *medizinische Voraussetzungen* für die assistierte Reproduktion (z. B. Voraussetzung für IVF: Eileiterverschluss, männliche Fertilitätsstörungen nach erfolgloser Insemination etc.)
- *allgemeine Zulassungsbedingungen*: Behandlung grundsätzlich nur bei Ehepaaren. Bei nicht Verheirateten muss der Arzt zu der Einschätzung gelangt sein, dass das Paar in einer festgefügten Partnerschaft zusammenlebt und der Mann gegenüber dem so gezeugten Kind die Vaterschaft anerkennen wird. Die Frau muss mindestens 25 Jahre alt sein und darf das 40. Lebensjahr noch nicht vollendet haben (also keine 40 Jahre alt sein), der Mann darf das 50. Lebensjahr noch nicht vollendet haben. Familienstand und Alter entscheiden bei den gesetzlichen Krankenkassen über die Kostenübernahme (s. »Versicherungsrechtliche Aspekte« S. 201 ff.). Die gesetzlichen Kassen bewilligen die 50-prozentige Kostenzusage bei gegebenen Voraussetzungen und entsprechenden Indikationen für bis zu 8 Inseminationen im Spontanzyklus, 3 Inseminationen nach hormoneller Stimulation, 3 IVF- oder 3 ICSI-Behandlungen. »Kryozyklen« (künstliche Befruchtung nach Tieffrieren von Keimzellen, s. S. 154) und »heterologe Befruchtungsmaßnahmen« (Spendersperma) werden von den gesetzlichen Kassen nicht bezahlt. Besonderer Wert wird auf die Beratung gelegt (Behandlungsablauf, Alternativen, Erfolgsaussichten, Komplikationen, Auswirkung der Behandlung auf Sexualität und Paarbeziehung).
- *fachliche, personelle und technische Voraussetzungen*: Die Einrichtung muss z. B. über ein Hormonlabor, eine Ultraschalldi-

agnostik und über ein Labor für Spermiendiagnostik und -präparation verfügen. Vor jeder Behandlung muss eine Untersuchung auf Hepatits B und C sowie HIV durchgeführt werden.[18]

Das Deutsche IVF-Register 2011

Die 128 in Deutschland zugelassenen reproduktionsmedizinischen Einrichtungen erfassen innerhalb von 7 Tagen nach Behandlungsbeginn ihre medizinischen Daten online, protokollieren den jeweiligen Behandlungszyklus bis zum Therapieende bzw. bis zur Geburt und melden alle Zyklen am Jahresende an das Register. Neben der Art der Stimulation (Hormonmedikation, Art des Protokolls etc.) werden die Anzahl der entnommenen Eizellen, eventuelle Komplikationen, Schwangerschaftsraten (Schwangerschaft bei Nachweis von Herzaktionen) und Geburten erfasst. Durch die »prospektive« Erfassung ist es in Deutschland gelungen, objektive Fakten zur reproduktionsmedizinischen Behandlung zu erhalten. Das Deutsche IVF-Register unterscheidet sich mit dieser Form der Datenerfassung und Qualitätskontrolle von vielen anderen Ländern.

Im Jahr 2011 wurden etwa 80.000 Behandlungszyklen dokumentiert[19], davon etwa 11.000 IVF- und 40.000 ICSI-Zyklen (der Rest entfällt auf »gemischte« IVF-, ICSI- und Kryozyklen). Knapp 49.000 Frauen wurden behandelt. Dabei kam es in etwa 36 % aller IVF- und 34 % aller ICSI-Behandlungen zu einer Schwangerschaft – bei Kryozyklen in knapp 20 % (pro Transfer). Bei Frauen über 40 Jahren sank die Schwangerschaftswahrscheinlichkeit auf etwa 16 %. Die »Baby-take-home-Rate« betrug 2010 bei ungestörter Eierstockfunktion 24 % pro durchgeführtem Embryonentransfer – das entspricht etwa der Geburtenwahrscheinlichkeit eines gesunden Paares pro Zyklus. Es kam in etwa 78 % zu Einlings-, in 21 % zu Zwillings- und in knapp 1 % zu Drillingsgeburten.

Die klinische Schwangerschaftsrate betrug bei mit IVF behandelten unter 30 Jahre alten Patientinnen ca. 39 % pro Transfer, bei 30–34-jährigen 37 %, bei 35–39-jährigen 29 % und im Alter über 40 Jahre ca. 16 %. Das mittlere Alter von Frauen und Männern, die eine IVF- oder ICSI-Behandlung erhalten haben, lag 1997 bei 32,6 bzw. 35,2 Jahren, und im Jahre 2011 bei 35 bzw. 38 Jahren.

Komplikationen von IVF- bzw. ICSI-Behandlungen: »Ernsthafte Überstimulation« (s. u.) kam 2009 in 0,27 % der etwa 43.000 Eizellentnahmen vor. Die Komplikationsrate nach der Eizellentnahme betrug 2011 0,66 %, es handelte sich dabei in 85 % der Fälle um harmlose vaginale Blutungen. Eine operationsbedürftige Darmverletzung kam 2011 in zwei Fällen vor.

Embryonenschutzgesetz – bekannte und aktuelle Aspekte

Das Embryonenschutzgesetz stammt aus dem Jahre 1990.[20] Es besteht aus 13 Paragraphen, aus denen die für die Praxis relevantesten Aspekte kurz dargestellt werden sollen:

§ 1: missbräuchliche Anwendung von Fortpflanzungstechniken

Mit Freiheitsstrafe bis zu 3 Jahren oder mit Geldstrafe wird bestraft, wer

- auf eine Frau eine fremde Eizelle überträgt,
- es unternimmt, eine Eizelle zu einem anderen Zweck künstlich zu befruchten, als eine Schwangerschaft der Frau herbeizuführen, von der die Eizelle stammt
- es unternimmt, mehr als 3 Embryonen auf eine Frau zu übertragen,
- es unternimmt, mehr Eizellen einer Frau zu befruchten, als ihr innerhalb eines Zyklus übertragen werden sollen.

§ 2: missbräuchliche Verwendung von Embryonen

Wer einen extrakorporal erzeugten oder einer Frau vor Abschluss seiner Einnistung in die Gebärmutter entnommenen menschlichen Embryo veräußert oder zu einem nicht seiner Erhaltung dienenden Zweck abgibt, erwirbt oder verwendet, wird mit einer Freiheitsstrafe bis zu 3 Jahren oder einer Geldstrafe bestraft.

§ 8: Begriffsbestimmung

Als Embryo im Sinne dieses Gesetzes gilt bereits die befruchtete, entwicklungsfähige menschliche Eizelle vom Zeitpunkt der Kernverschmelzung, ferner jede einem Embryo entnommene totipotente Zelle, die sich beim Vorliegen der dafür erforderlichen weiteren Voraussetzungen zu teilen und zu einem Individuum zu entwickeln vermag. In den ersten 24 Stunden nach der Kernverschmelzung gilt die befruchtete menschliche Eizelle als entwicklungsfähig, es sei denn, dass schon vor Ablauf dieses Zeitraums festgestellt wird, dass sich diese nicht über das Eizellstadium hinaus zu entwickeln vermag.

Am Tag nach der Eizellentnahme und Befruchtung wird von den Reproduktionsbiologen verlangt, dass maximal 3 befruchtete Eizellen herausgesucht und der Rest kryokonserviert bzw. verworfen wird. Leider ist es trotz diverser diagnostischer Ansätze nicht möglich, die »besten«, d. h. erfolgversprechendsten »PNs« (Pronuklei) herauszusuchen. Um die Schwangerschaftswahrscheinlichkeit zu erhöhen, werden deshalb oft 3 Embryonen eingesetzt – damit steigt natürlich auch das Risiko für Mehrlingsschwangerschaften. Wird dagegen nur ein Embryo eingesetzt, ist die Wahrscheinlichkeit einer Schwangerschaft mit unter 10 % sehr gering.

Während bei auf natürlichem Wege zustande gekommenen Schwangerschaften die Zwillingsrate bei 2 % und die Drillingsrate bei 0,13 % liegt, steigen diese Zahlen bei künstlichen Befruchtungen auf 21 % bzw. 1,0 %.

Das Deutsche Embryonengesetz sieht die Entwicklungsfähigkeit als entscheidendes Kriterium bei der Definition eines Embryos. In den verschiedenen Regionen Deutschlands wird dieser Passus von den Juristen und Ärztekammern unterschiedlich liberal interpretiert.

Die liberale Interpretation mündet in den »deutschen Mittelweg«, der z. B. in den Ländern Bayern und Baden-Württemberg bereits seit Jahren beschritten wird: Statt drei befruchteter Embryonen werden 6–8 Embryonen »kultiviert«. Finden sich am Tag 3 nach Eizellentnahme mehr als zwei gut entwickelte Embryonen, wartet man weiter ab. Die beste (»single embryo transfer«) oder die beiden besten Blastozysten werden am Tag 5 eingesetzt. Diese Methode wird im Ausland bereits seit vielen Jahren praktiziert und führt zu einer höheren Schwangerschaftswahrscheinlichkeit. Außerdem wird das Drillingsrisiko auf fast 0 % gesenkt, und die Patientinnen müssen weniger Stimulationszyklen mit den jeweils vorhandenen Risiken über sich ergehen lassen. Überzählige Embryonen können kryokonserviert und somit bei Bedarf später verwendet werden. Nur ein geringer Prozentsatz der Embryonen (je nach Alter der Patientin zwischen 10 und 40 %) erreicht das Blastozystenstadium. In jedem einzelnen Fall muss mit dem Paar entsprechend der individuellen Situation nach sorgfältigem Abwägen eine Entscheidung getroffen werden.

Das Embryonenschutzgesetz müsste zur Schaffung klarer Sachverhalte grundsätzlich überarbeitet oder durch ein Fortpflanzungsmedizingesetz ersetzt werden.

Die Präimplantationsdiagnostik (PID)

Am 7. Juli 2011 stimmten in dritter Lesung 326 Abgeordnete in namentlicher Abstimmung für den Gesetzentwurf, der den Gentest (PID – Präimplantationsdiagnostik) für Embryonen zulässt, wenn Paare die Veranlagung für eine schwerwiegende Erbkrankheit in sich tragen oder bei ihnen mit einer Tot- oder Fehlgeburt zu rechnen ist.

Die Embryonen werden 4–5 Tage bis zum Blastozystenstadium im Kulturmedium belassen. Dann werden wenige Zellen (Blastomeren) entnommen und einer genetischen Untersuchung zugeführt. In der Regel werden anschließend 1–2 »gesunde« Embryonen transferiert.

Wir sehen in der Entscheidung des Bundestags keinen »Dammbruch hin zum Designerbaby«, sondern die Chance, bei schwerwiegenden lebensbedrohlichen Erkrankungen des Kindes Abbrüche in einer späteren Schwangerschaftsphase zu vermeiden. Die PID zeigt, dass bei Frauen unter 35 Jahren chromosomale Auffälligkeiten in unter 10 %, im 43. Lebensjahr in etwa 80 % auftreten.[21] Die Aussage einer PID bedarf einer sorgfältigen Prüfung: Wie repräsentativ sind die Zellen bzw. kleinen Zellverbände, die man dem Embryo entnimmt? Zu welchen Auswirkungen führt ein nachgewiesener Gendefekt?

Der Gesetzgeber geht zu Recht davon aus, dass betroffene Eltern gemeinsam mit Genetikern und Reproduktionsmedizinern verantwortungsbewusste Entscheidungen treffen.

Erfahrungen aus dem Ausland zeigen, dass die PID in relativ wenigen Fällen zum Einsatz kommt. In Deutschland schätzt man wenige Hundert PID-Anwendungen pro Jahr.

Mehrere große europäische Studien mit PID-Screening zeigten, dass die Schwangerschaftsraten niedriger waren als bei Vergleichsbehandlungen ohne PID. Die Gefahr der »Routine-PID« (die der Gesetzgeber auch ausdrücklich ausgeschlossen hat), ist nicht gegeben. Arbeitsgruppen bzw. zu definierende Ethikkommissionen müssen jetzt entscheiden, was unter »schwerwiegenden« Erbkrankheiten zu verstehen ist.

Die Eizellspende

Im Gegensatz zur Samenspende ist die Eizellspende in Deutschland verboten. Der Europäische Gerichtshof für Menschenrechte[22] bestätigte im November 2011 das in Deutschland und Österreich geltende Verbot von Eizellspenden. Ein österreichisches Paar hatte geklagt, da es durch das Verbot den Schutz des Familienlebens verletzt sah. Nach Ansicht des Gerichts ist die »Aufspaltung der Mutterschaft« in eine Mutter, die die Schwangerschaft austrägt und eine »genetische« Mutter problematisch. Es soll verhindert werden, dass zwei Frauen behaupten, biologische Mutter eines Kindes zu sein.

In Deutschland erfüllt schon die Beratung zur Eizellspende den Anfangsverdacht zur Unterstützung einer Straftat. Es gibt diesbezüglich bereits staatsanwaltliche Ermittlungen in einigen gynäkologischen Praxen.

Ausländische Zentren werben im Internet mit hohen Schwangerschaftsraten und »Individualität«. Interessenten sind meist Frauen, bei denen keine funktionsfähigen Eizellen mehr vorhanden sind oder mehrere Kinderwunschbehandlungen erfolglos verliefen. In seltenen Fällen erfolgt die Eizellspende wegen einer genetischen Erkrankung der eigenen Eizellen.

Jährlich suchen etwa 1000 deutsche Paare – so die groben Schätzungen – aus diesem Grund ausländische Zentren auf. Die »Empfängerin« bereitet die Gebärmutterschleimhaut mit Hormontabletten auf den Transfer vor. Parallel dazu wird die Spenderin stimuliert. Am Tag der Eizellentnahme findet sich die Empfängerin mit ihrem Partner in dem ausländischen Zentrum ein. Die Eizellen werden mit den Samenzellen des Partners der Empfängerin befruchtet. Meist werden zwei Embryonen nach 3 bis 5 Tagen eingesetzt. Die Hormongabe wird fortgesetzt. 15 Tage nach dem Transfer erfolgt der Schwangerschaftstest. Die Preise bei der Eizellspende in Europa liegen zwischen 3.000 Euro und 15.000 Euro pro Therapiezyklus.

Auch die Leihmutterschaft ist in Deutschland und in den meisten europäischen Ländern verboten.

Die Schwangerschaftsraten nach Eizellspende sind unterschiedlich und hängen wesentlich vom Alter der Spenderinnen ab. Die Zentren geben Schwangerschaftsraten von durchschnittlich etwa 60 % pro Embryotransfer an. Risiken für die Spenderinnen sind alle denkbaren Probleme einer künstlichen Befruchtung: Neben Übelkeit, Kopfschmerzen, Unterbauchschmerzen zählt dazu das Überstimulationssyndrom mit Einlagerung von Flüssigkeit in die Bauchhöhle, Lunge und schlimmstenfalls in den Herzbeutel sowie Verletzungen und Infektionen infolge der Punktion.

Ein gewisses Risiko für die Empfängerin besteht in der Regel darin, dass keine Informationen über Alter, Genetik oder sonstige Erkrankungen der Spenderin vorliegen.

Nach einer Studie der Universitätsklinik Aachen ist bei Schwangerschaften nach Eizellspende das Risiko eines Bluthochdrucks und der damit verbundenen Komplikationen erhöht.[23]

Gerade die Paare, die ein Kind adoptieren würden, aber aus Altersgründen nicht adoptieren können, scheinen sich zunehmend für die Eizell- oder auch Embryonenspende zu interessieren.

Die Samenspende

Im Gegensatz zur Eizellspende ist die Samenspende in Deutschland erlaubt. Sie ist besonders bei einer schwerwiegenden Beeinträchtigung des Spermas indiziert. Als Samenspender kommen nur Männer mit einer sehr guten Samenqualität infrage. Sie unterziehen sich einem umfangreichen Fragenkatalog (Familienanamnese, Erkrankungen, Medikamente etc.). In manchen Samenbanken werden genetische Untersuchungen durchgeführt. Außerdem werden durch Blutuntersuchungen einige infektiöse

Erkrankungen (Hepatits B und C, HIV 1 und 2, Syphilis und Zytomegalie) ausgeschlossen. Das Sperma wird von der Samenbank erst freigegeben, wenn es 180 Tage in »Quarantäne« aufbewahrt wurde und erneute Infektionstests beim Spender weiterhin negativ sind.

In Deutschland werden nur nichtanonyme Samenspenden zugelassen. Das Kind, das aus einer derartigen Behandlung hervorgeht, hat mit 18 Jahren das Anrecht darauf zu erfahren, wer der biologische Vater ist – was z. B. auch erbschaftsrechtliche Konsequenzen haben kann.

Vor einer Behandlung muss der Mann des behandelten Paares seine »soziale Vaterschaft« notariell anerkennen – seine Verpflichtung bleibt auch nach einer eventuellen Scheidung bestehen.

Bei verheirateten und unverheirateten heterosexuellen Paaren sind donogene Inseminationen oder IVF-Behandlungen unproblematisch. Der soziale Vater muss die Vaterschaft anerkennen.

Reproduktionsmedizinische Behandlung von homosexuellen Paaren

Die Behandlung von verpartnerten homosexuellen Paaren wird in Deutschland kontrovers diskutiert. Derzeit regelt die Zulässigkeit heterologer reproduktionsmedizinischer Maßnahmen das ärztliche Standesrecht. Ein explizites Verbot der Anwendung bei homosexuellen Paaren findet sich in der 2006 verabschiedeten Fassung der Richtlinie zwar nicht,[24] aber nach der Kommentierung der Richtlinie ist diese Behandlung jedoch ausgeschlossen. Eine Regelung des parlamentarischen Gesetzgebers gibt es allerdings nicht (sodass im Umkehrschluss auch keine Bestrafung erfolgen kann).

Die Ärztekammer Nordrhein hat die Richtlinie fast vollständig übernommen und die Behandlung an homosexuellen

Paaren ausdrücklich ausgeschlossen. Ein Verstoß kann berufsrechtliche Konsequenzen für den behandelnden Arzt – bis zum Entzug der Genehmigung zur Durchführung reproduktionsmedizinischer Maßnahmen – nach sich ziehen. Zum jetzigen Zeitpunkt besteht kein Hinweis auf eine Änderung der Rechts- und Gesetzeslage.[25] Interessanterweise findet sich im Vorwort der Richtlinie, dass der Gesetzgeber gehalten ist, Verfahren, die in anderen europäischen Staaten zu einer Verbesserung der Kinderwunschbehandlung führen und dort statthaft sind, auch in Deutschland zu übernehmen.

Künstliche Befruchtung und die Stellung der Kirchen

2010 gehörten 29,7 % der Bevölkerung Deutschlands der katholischen Kirche und 29,6 % der evangelischen Kirche an (knapp 35 % waren konfessionsfrei).

Prof. Hartmut Kreß von der evangelisch-theologischen Fakultät der Universität Bonn nahm 2009 zu künstlichen Befruchtungen Stellung. Im Vergleich zur späten Abtreibung könne die genetische Diagnostik am ganz frühen Embryo im Einzelfall das schonendere und daher vorzugswürdige Vorgehen sein. Der Gesundheitsschutz der Schwangeren und des erhofften Kindes einerseits und die rechtliche Norm – d. h. das zurzeit gültige Gesetz – andererseits könnten in Widerspruch geraten. Dieser Standpunkt steht im Widerspruch zur katholischen Kirche, die die Seelenlehre »vom ersten Tag an« propagiert. Prof. Kreß stellt den »frühen Embryo« außerhalb des Mutterleibes nicht als menschliches Individuum oder Person dar.[26] Schon 1987 hatte die Synode der Evangelischen Kirche Deutschlands (EKD) unter dem Leitmotiv »Zur Achtung vor dem Leben« einen Beschluss gefasst, der von der IVF »abrät«. Zur Begründung verwies die EKD auf die Gefahr eines Dammbruchs und darauf, dass niemand auf ein leibliches Kind Anrecht habe, sowie auf die Menschenwürde und Gottebenbildlichkeit des Embryos, auf den die Reproduktionsmediziner zurückgreifen.

Ein ethisches Einzelproblem der Fortpflanzungsmedizin besteht darin, wie der moralische Status der befruchteten Eizellen/ Embryonen einzuschätzen ist. Bei der Durchführung der IVF können Embryonen übrigbleiben und absterben. Evangelische Kirchen haben geäußert, der frühe Embryo sei ein Mensch, ein menschliches Individuum, sodass er ab Tag 1 unter dem vollen Schutz der Menschenwürde stünde. Demgegenüber sind in der theologischen Universitätsethik andere liberale Bewertungen entfaltet worden.

Auch auf dem Symposium des Diakonischen Werks 2001[27] in Stuttgart wurden reproduktionsmedizinische Maßnahmen als problematisch und mit der Würde des Menschen nicht vereinbar bezeichnet. Die evangelische Kirche weist ausdrücklich auf die Alternativen Adoption und »Akzeptanz« hin.

Der evangelische Bioethiker Prof. Ulrich Körner vertritt eine liberale Ansicht. In einem Interview anlässlich des Medizinnobelpreises an den »Vater der IVF« Robert Edwards 2010 akzeptiert er die gängigen Methoden der künstlichen Befruchtung. Er lehnt lediglich die Leihmutterschaft ab. Die katholische Kirche reagierte auf die Preisverleihung an Edwards kritisch. In einem Interview mit der italienischen Nachrichtenagentur Ansa im Oktober 2010 hielt Ignacio Carrasco de Paula[28], der Präsident der päpstlichen Akademie für das Leben, Edwards für mitverantwortlich, »dass eine große Zahl von Embryonen verfahrensbedingt zwar erzeugt, aber nicht in die Gebärmutter eingepflanzt werden, sondern mit einer größeren Wahrscheinlichkeit dazu verurteilt wären zu sterben. Edwards hat das Problem der Unfruchtbarkeit nicht gelöst, sondern umgangen.«

Bereits 1987 hat die Glaubenskongregation unter der Leitung des damaligen Kardinals Ratzinger (Papst Benedikt XVI) in der Glaubenslehre *Donum vitae* über die Achtung vor dem beginnenden menschlichen Leben und der Fortpflanzung Stellung bezogen. Wichtig aus lehramtlicher Sicht ist auch die Enzyklika Johannes Paul II. vom März 1995, *Evangelium vitae,* über den Wert und die Unantastbarkeit des menschlichen Lebens. Der Mensch müsse von seiner Empfängnis an als Person geachtet und behandelt werden. Infolgedessen müsse man ihm von diesem Augenblick an die Rechte der Person zuerkennen – vor allem das unverletzliche Recht jedes unschuldigen Menschen auf Leben. Der Ursprung des menschlichen Lebens habe aber seinen authentischen Ort in Ehe und Familie, wo es durch einen Akt gezeugt wird, der die gegenseitige Liebe von Mann und Frau zum Ausdruck bringe. Die katholische Kirche lehnt jede Form der extrakorporalen Befruchtung des Menschen ab. Ein gravierendes Problem von IVF und ähnlichen Techniken ist das der bewusst in Kauf genommenen überzähligen Embryonen, die direkt vernichtet oder vorerst eingefroren werden. Die Kryokonservierung ist danach unvereinbar mit der Achtung, die dem menschlichen Embryo geschuldet ist.[29]

In seinem Vortrag »Moralische Legitimität der IVF« fasste Bischof Walter Mixa 2001 die Lehrmeinung zusammen: »Die katholische Kirche ist der Überzeugung, dass die reproduktionsmedizinische Technik der IVF bereits in sich moralischen Maßstäben nicht genügt. Die Logik, dass man die Technik der IVF im Hinblick auf ihre Effizienz verbessern möchte, führt zwangsläufig zur Praxis der eugenischen Selektion.«[30]

Die Kirche ist sensibilisiert in Anbetracht der sozialen Stigmatisierung, die Kinderlosigkeit auslösen kann. Es gebe aber kein Recht auf Kinder. Unfruchtbarkeit sei kein absolutes Übel und ermuntere zu einer geistlichen Bewältigung in tröstender Zuwendung zum Kreuz Christi.

Sehr kritisch ist die Haltung der Kirche gegenüber der Tatsache, dass bei der heterologen Insemination bzw. der heterologen IVF die Gemeinsamkeit der Elternschaft durch das Einschalten einer »dritten Person« verkompliziert wird. Deutlich abgestuft, aber trotzdem abgelehnt wird die homologe Insemination oder homologe IVF. Begründet wird dies mit der Kritik an der »technischen Manipulation des Zeugungsaktes, die mit der unvertretbaren Herrschaft instrumenteller Vernunft im Bereich der Lebensweitergabe verbunden ist«.

In einem Beitrag der Zeit-Beilage »Christ und Welt« kritisiert im Juni 2011 der Kölner Kardinal Meisner, »die künstliche Befruchtung und ihre Auslese- und Selektionsmentalität züchtet Leben und tötet Hoffnung. Es schneidet ins Herz des Menschlichen, wenn es um Design-Babys geht, um die Schwächsten der Schwachen, um die Schutzbedürftigsten«.

Die PID wird von beiden Kirchen abgelehnt. Der Rat der EKD sprach sich in einer Stellungnahme im Juni 2011 für ein Verbot der PID aus. Auf der Basis dieser Übereinstimmung kam es jedoch im Rat zu einer unterschiedlichen ethischen Bewertung der Öffnung der PID für eine bestimmte Konstellation. Der Kölner Erzbischof Kardinal Meisner verglich in der Weihnachtspredigt am 28.12.2010[31] die PID mit der biblischen Geschichte der Kindermorde durch Herodes.

Versicherungsrechtliche Aspekte

Ralf Nauert

Erstattung der Behandlungskosten bei IVF und ICSI in Deutschland – eine Verständnishilfe für die Kommunikation mit dem Versicherer[32]

Die überwiegende Anzahl von allgemeinen Leistungsfällen in der Krankenversicherung wird von den Versicherern anstandslos abgewickelt, die Patienten erhalten Kostenzusagen und bekommen die verauslagten Kosten erstattet. Soweit es sich bei Kinderwunschbehandlungen – insbesondere IVF und ICSI – aber um kostenaufwendige Maßnahmen handelt, prüfen Versicherer zunehmend enger ihre Einstandspflicht dem Grund und der Höhe nach – d. h., ob sie also überhaupt zahlen müssen und wenn ja, wie viel. Das führt bei Kinderwunschpaaren neben der eigentlichen psychosozialen Belastungssituation zu weiterem – finanziellem – Druck. Nicht immer aber ist die Entscheidung des Versicherers falsch; ablehnende Bescheide werden nicht etwa nach reinem Belieben erteilt. Allerdings sollte man die ablehnende oder einschränkende Entscheidung nicht einfach hinnehmen, sondern sorgfältig prüfen – gegebenenfalls mit fachanwaltlicher Hilfe. Zum allgemeinen Verständnis der Sach- und Rechtslage und des entsprechenden Verhaltens der Versicherer sollen die folgenden Ausführungen dienen.

Vorbehandlung, Diagnose, Abklärung

Die *Kosten für allgemeine Abklärungen* wie Monitoring, Blutuntersuchungen oder operative diagnostische Maßnahmen werden bei Verdacht auf eine Sterilitätserkrankung (z. B. eine Hormonstörung bei Zyklusschwankungen, eine Eileiterproblematik nach Chlamydieninfekt oder eine Endometriose) von der jeweiligen Krankenkasse im gesetzlichen Versicherungssystem (GKV) und auch von der privaten Krankenversicherung (PKV) in der Regel übernommen. Probleme der Kostenübernahme bzw. der Erstattung solcher Leistungen stellen eher die Ausnahme dar und sollen im Folgenden daher auch nicht weiter vertieft werden.

Liegt hingegen kein Verdacht auf eine Sterilitätserkrankung und kein entsprechender Risikofaktor vor und will ein gesundes Paar »einfach mal so abklären, ob sie schwanger werden können«, handelt es sich um keine medizinisch notwendige Heilbehandlung, sondern um eine sogenannte »*IGeL*«-*Leistung* (Individuelle Gesundheits-Leistung), die vom Patienten selbst zu zahlen, also nicht erstattungsfähig ist.

Es sollte daher unbedingt vor jeder Behandlung geklärt werden, ob eine medizinische Indikation, also eine *medizinische Notwendigkeit* die Behandlung veranlasst. Ein *Kostenvoranschlag* ist in jedem Fall anzuraten.

Kostenübernahme bei IVF und ICSI

Im Folgenden soll es um die in der Praxis strittigen Fragen der kostenträchtigen Behandlung mittels IVF und ICSI und der Erstattungsfähigkeit gegenüber den Versicherern gehen. Die aktuelle Behandlungskostenerstattung bei IVF/ICSI in Deutschland wird nach wie vor durch die unterschiedlichen Versicherungsprinzipien der *Körperbezogenheit in der GKV* und der *Verur-*

sacherbezogenheit in der PKV und der damit einhergehenden Lücken bei der Kostenerstattung geprägt. Durch die Änderung des § 27a SGB V wurden die Leistungen der GKV vom Gesetzgeber zudem erheblich eingeschränkt. Im Gegensatz dazu sind die Leistungen der PKV von der Rechtsprechung erheblich ausgeweitet worden, was zu einer Verschärfung der Problematik geführt hat.

Die assistierte Reproduktion (künstliche Befruchtung) stellt für den Mediziner und Juristen eine anspruchsvolle Herausforderung dar. Der Weg aus der ungewollten Kinderlosigkeit hin zum Wunschkind weist für viele Paare unüberwindbare finanzielle Hürden auf. Deshalb hat sich zwischen 2002 und 2005 die Zahl der nach einer IVF-Behandlung in Deutschland geborenen Kinder mehr als halbiert und ist weiter rückläufig. Statt rund 12.000 sind nur noch etwa 5.500 Kinder als Resultat einer solchen Behandlung zur Welt gekommen.[33] Die bittere Erkenntnis lautet: Viele Paare können sich ihren Kinderwunsch schon aus finanziellen Gründen nicht mehr erfüllen.

So soll im Folgenden eine aktuelle Betrachtung der Erstattung solcher Behandlungskosten aus versicherungsrechtlicher Sicht erfolgen. Neben der Kostenübernahme durch die gesetzliche Krankenversicherung (GKV) und der Beihilfe beamtenrechtlicher Versorgung soll der Schwerpunkt dabei im Bereich der Kostenerstattung durch die private Krankenversicherung (PKV) liegen, da es hier die meisten ungeklärten Fragen gibt. Reproduktionsmedizinische Behandlungen – insbesondere IVF und ICSI – sind im Leistungsumfang der GKV, der Beihilfe und der PKV grundsätzlich enthalten. Das gilt jedoch nicht unlimitiert und ist insbesondere bei der GKV mit erheblichen Eigenleistungen der betroffenen Paare verbunden.

Zum 1. Januar 2004 wurde die Kostenerstattung für Kinderwunschbehandlungen in der GKV erheblich eingeschränkt, sodass jetzt ein Eigenanteil von 50 % von den Patienten selbst getragen werden muss und die Anzahl der Versuche auf drei begrenzt wurde. Die PKV muss hier aufgrund des vertraglich vereinbarten Kostenerstattungsanspruchs deutlich mehr leisten, im Einzelfall stellen sich jedoch diverse Fragen der Erstattungsfähigkeit.

Kostenübernahme in der gesetzlichen Krankenversicherung (GKV)

Die Kostenübernahme in der GKV ist ausdrücklich *als gesetzliche Leistung normiert* und damit grundsätzlich von allen Kassen einheitlich zu erstatten. Die Voraussetzungen eines Erstattungsanspruchs ergeben sich dabei aus § 27a SGB V, dort heißt es:

»(1) Die Leistungen der Krankenbehandlung umfassen auch medizinische Maßnahmen zur Herbeiführung einer Schwangerschaft, wenn

1. diese Maßnahmen nach *ärztlicher Feststellung* erforderlich sind,
2. nach ärztlicher Feststellung *hinreichende Aussichten* bestehen, dass durch die Maßnahme eine Schwangerschaft herbeigeführt wird (eine hinreichende Aussicht besteht nicht mehr, wenn die Maßnahme 3-mal ohne Erfolg durchgeführt worden ist),
3. die Personen, die diese Maßnahme in Anspruch nehmen wollen, miteinander *verheiratet* sind,
4. ausschließlich *Ei- und Samenzellen der Ehegatten* verwendet werden und
5. sich die Ehegatten vor Durchführung der Maßnahme von einem Arzt, der die Behandlung nicht selbst durchführt, über eine solche Behandlung unter Berücksichtigung ihrer medizinischen und psychosozialen Gesichtspunkte haben *unterrichten lassen* und der Arzt sie an einen der Ärzte oder eine der *Einrichtungen überwiesen* hat, denen eine Genehmigung nach § 121a erteilt worden ist.
[...]

(3) Anspruch auf Sachleistungen nach Absatz 1 besteht nur für Versicherte, die das 25. Lebensjahr vollendet haben; der Anspruch besteht nicht für *weibliche Versicherte, die das 40.,* und für *männliche Versicherte, die das 50. Lebensjahr* vollendet haben.

Vor Beginn der Behandlung ist der Krankenkasse ein *Behandlungsplan* zur *Genehmigung* vorzulegen.

Die Krankenkasse übernimmt 50 von 100 der mit dem Behandlungsplan genehmigten Kosten der Maßnahmen, die bei ihrem Versicherten durchgeführt werden …«[34]

Die Erstattungsfähigkeit von Behandlungskosten ist also – wie aus der Praxis auch sonst hinlänglich bekannt – erheblich eingeschränkt. Ob und inwieweit die Kostenerstattung von 50 % (statt vormals 100 %) und nur noch 3 Versuchen (statt vorher 4) gesellschaftspolitisch sinnvoll ist, mag dahingestellt sein. Jedenfalls hat aber das Bundesverfassungsgericht erst jüngst[35] dem Gesetzgeber im Rahmen der Leistungsgewährung staatlicher sozialer Absicherungssysteme einen weiten Spielraum bestätigt. Gegenstand dieses Verfahrens war die Frage der Verfassungsmäßigkeit des § 27a SGB V im Hinblick auf die Einschränkung auf Ehepaare. Laut Bundesverfassungsgericht ist die Privilegierung verheirateter Partner mit dem Grundgesetz vereinbar. In der Begründung heißt es, »die Ehe biete angesichts der bestehenden rechtlichen Pflichten mehr Sicherheit auch für zukünftige Kinder, von beiden Elternteilen betreut zu werden«. Denn die Ehe sei grundsätzlich auf lebenslange wechselseitige Verantwortung angelegt, während Unverheiratete diese Verantwortung nur freiwillig wahrnehmen würden. Darüber hinaus sei die künstliche Befruchtung keine Krankheitsbehandlung, sondern eine medizinische Maßnahme, die auch als eine solche im Gesetz geregelt sei (Leistungsrecht).

Körperprinzip in der gesetzlichen Krankenversicherung (GKV)

Die GKV übernimmt nach dem dort herrschenden Körperprinzip grundsätzlich nur diejenigen *Kosten an der Person des Versicherten*. Dies führt, insbesondere in der Konstellation mit einem privat versicherten Partner, zu erheblichen praktischen Auswirkungen, die später noch zu erörtern sind.

Kostenübernahme durch die Beihilfe

Noch komplexer ist die Situation, wenn ein Ehegatte beihilfeberechtigt ist. Beamte haben einen klagbaren Anspruch auf Beihilfe in Höhe ihres Beihilfesatzes.[36] Aufwendungen für eine künstliche Befruchtung sind gemäß der Beihilfeverordnung[37] beihilfefähig, wobei die Regelung des § 27a SGB V (s. S. 10) entsprechend gilt.[38]

Kostenübernahme in der privaten Krankenversicherung (PKV)

Die Voraussetzung für die Kostenerstattung in der PKV basiert nicht – wie eben die der GKV und Beihilfe – auf einem gesetzlich normierten Anspruch, sondern auf einem vertraglichen Anspruch gegenüber dem privaten Krankenversicherer. Soweit hier seit geraumer Zeit die dahingehenden Versicherungsbedingungen vom jeweiligen Versicherer nach eigenen marktlichen und versicherungstechnischen Ausrichtungen frei gestaltet werden können, sind die jeweiligen Versicherungsbedingungen im Einzelfall genau zu studieren. Da PKV-Verträge jedoch langfristig eingegangen werden – derzeit in der Regel ein Leben lang –, gelten aktuell vornehmlich die Regelungen der vom Verband der Privaten Krankenversicherungen e. V. seinerzeit entworfenen Musterbedingungen für die Krankheitskosten- und Krankenhaustagegeldversicherung (MB/KK). Danach sind die Kosten einer »medizinisch notwendigen Heilbehandlung einer versicherten Person wegen Krankheit ...« zu erstatten (so §1 MB/KK).

Soweit der Bundesgerichtshof (BGH) zunächst die *Kinderlosigkeit* als behandlungsbedürftige Krankheit definiert hatte, war eine Kostenerstattung nach dem ersten Kind auch in der PKV nicht möglich. Mit Entscheidung vom 17.12.1986[39] bestimmte der BGH allerdings nunmehr die »*Sterilität* (...) als eigene Krankheit«. Dort heißt es in den Entscheidungsgründen, dass »die Fortpflanzungsfähigkeit für Ehepartner, die sich in Ausübung ihres Selbstbestimmungsrechtes gemeinsam für ein eigenes Kind entscheiden, eine biologisch notwendige Körperfunktion ist.

Die nicht behebbare Unfruchtbarkeit (...) kann (...) zu seelischen Erkrankungen führen. Auch die organisch bedingte Sterilität als solche unabhängig von ihren konkreten körperlichen Krankheitsursachen ist als regelwidriger Körperzustand einzuordnen. In diesem Sinne ist der organbedingt sterile Ehepartner im Unterschied zu kinderlosen Eheleuten schlechthin als krank im Sinne der Versicherungsbedingungen anzusehen ...«

Dies hat der BGH dann nochmals mit Entscheidung vom 12.11.1997[40] bestätigt, wonach »die nicht behebbare Unfruchtbarkeit oftmals für den sterilen Partner eine erhebliche Einschränkung seines Selbstwertgefühles bedeutet und zu schwerwiegenden Konflikten zwischen den Ehepartnern bis hin zu seelischen Erkrankungen führen kann. Auch die organisch bedingte Sterilität als solche – unabhängig von ihren konkreten körperlichen Krankheitsursachen – stellt deshalb einen regelwidrigen Körperzustand dar. In diesem Sinne ist der organisch bedingt sterile Ehepartner – im Unterschied zu kinderlosen Eheleuten schlechthin – als krank im Sinne des § 1 MB/KK (...) anzusehen.«

Ein zweites Kind

Der entwickelten Dogmatik folgend entschied der BGH dann mit Urteil vom 21.09.2005[41], dass »das Ende der Kinderlosigkeit nicht zu einer Linderung oder gar Heilung der Unfruchtbarkeit führt. Die *Sterilität besteht auch nach der Geburt eines Kindes* fort«. Damit ist die Begrenzung auf ein Kind im Bereich der PKV nun höchstrichterlich gefallen.

Anzahl der Versuche, Anzahl der Eizellen

Soweit eine medizinische Erfolgsaussicht (von über 15 %) durch die Behandlung besteht, stellt im Bereich der PKV weder die Anzahl der Versuche noch das Alter der Partner eine Begrenzung dar. Auch die Anzahl der zu behandelnden Eizellen ist – wie die Versicherer aber oftmals meinen – nicht zu limitieren.[42] Soweit der BGH bei Maßnahmen künstlicher Befruchtung ursprünglich nämlich stets betont hatte, dass

- das private Versicherungsverhältnis in besonderem Maße den Grundsätzen von Treu und Glauben unterstehe,
- der Versicherungsnehmer daher bei der Inanspruchnahme einer besonders kostenträchtigen und nicht vital lebensnotwendigen Behandlung in angemessener Weise Rücksicht auf den Versicherer und die Versichertengemeinschaft nehmen müsse und dass
- der Versicherer jedenfalls ganz unverhältnismäßige Kosten daher nicht zu erstatten habe,

hat er diese Begrenzung im Hinblick auf das unbeschränkte Leistungsversprechen des Versicherers – welches dieser ja vertraglich hätte einschränken können und dies in Zukunft wohl auch tun wird – nur noch auf besonders gravierende Einzelfälle beschränkt.[43] Mithin wird es in Zukunft darum gehen, diese

Grenze der Belastbarkeit einer Versichertengemeinschaft im Hinblick auf die Anzahl der Kinder und insbesondere im Hinblick auf die Anzahl der Versuche auszuloten.

Alter des Paares

Soweit die medizinische Erfolgsaussicht einer IVF-Behandlung gegeben ist, besteht im Bereich der PKV grundsätzlich keine starre Grenze bezüglich des Alters der zukünftigen Eltern. Gleichwohl wenden die Versicherer in der Regulierungspraxis hier – unzutreffend – regelmäßig die Grenzen des § 27a SGB V an, obgleich § 1 MB/KK keine solche Grenze beinhaltet. Es kommt also maßgeblich auf die medizinische Prognose an.[44] Allerdings könnte es bei einer über 50 Jahre alten Frau schon an einer Krankheit i. S. d. § 1 MB/KK mangeln, wenn Frauen in diesem Alter regelmäßig ihre Fruchtbarkeit verlieren; dann läge eine nicht krankheitsbedingte (Wunsch-)Behandlung vor, deren Kosten nicht zu erstatten sind.

Nichteheliche Lebensgemeinschaft

Soweit im privaten Versicherungsverhältnis gemäß § 1 MB/KK keine Beschränkung auf die eheliche Lebensgemeinschaft vorliegt, sind auch die Kosten einer IVF-Behandlung bei einem nichtverheirateten Paar zu erstatten. Demnach ist Sterilität auch in einer nichtehelichen Lebensgemeinschaft eine Krankheit im Sinne der Versicherungsbedingungen.[45] Bei gleichgeschlechtlichen Paaren hingegen fehlt es schon offensichtlich an einer krankheitsbedingten Sterilität, da diese Sterilität naturgegeben ist.

Verursacherprinzip in der PKV

Soweit der BGH vom regelwidrigen Körperzustand der Sterilität als Krankheit ausgeht, bedarf es aber auch notwendigerweise einer organisch bedingten Fortpflanzungsunfähigkeit. Die Krankheit liegt somit nicht bei dem gesunden Ehepartner vor, bei dem die Fortpflanzungsfähigkeit unbeeinträchtigt ist.[46] Damit aber sind vom privaten Versicherer auch nur die Kosten – dann aber zu 100 %[47] – zu übernehmen, die auf der Unfruchtbarkeit des Versicherungsnehmers basieren (Verursacherprinzip)[48], wohingegen – wie oben bereits ausgeführt – im Bereich der GKV jeweils nur die Kosten hinsichtlich der körperbezogenen Behandlungen des versicherten Mitglieds ohne Verursacherrelevanz zu erstatten sind (Körperprinzip).

Verursacherprinzip versus Körperprinzip

Unproblematisch bezüglich der Kostenübernahme ist die Situation, wenn beide (Ehe-)Partner gesetzlich versichert sind; hier müssen die Kosten im gesetzlichen Rahmen dann von der jeweiligen Krankenkasse übernommen werden. Gleichermaßen stellt sich – abgesehen von der Höhe der Selbstbeteiligung – bei zwei Privatversicherten oder auch dem »Verursacher« als Privatversichertem keine Erstattungsproblematik, denn hier sind die Kosten nach dem Verursacherprinzip durch die Verursacher-PKV insgesamt zu erstatten.

Bei Konstellationen, in denen die Partner unterschiedlich versichert sind, ergeben sich allerdings erhebliche Probleme der Kostenerstattung. Wenn nämlich z. B. die *Frau als Verursacherin gesetzlich versichert* und der *gesunde Mann privat versichert* ist, werden lediglich die – wenn auch teureren – Kosten der Behandlung für die Frau von der GKV übernommen. Die Behandlungskosten des Mannes zahlt weder die GKV der Frau (mangels Körperbezogenheit) noch die PKV des Mannes (mangels Verursachung).

Noch gravierender und erheblich kostenrelevanter stellt sich die Konstellation des *gesetzlich versicherten Mannes als Verursacher* und der *privat versicherten gesunden Frau* dar. Hier schlägt die Diskrepanz der beiden Erstattungsprinzipien voll zu Buche. Die GKV wird nun die – relativ geringen – Kosten ihres versicherten Mitglieds nach dem Körperprinzip erstatten. Die Kosten der gesunden Frau werden von der GKV (des Mannes) mangels Körperbezogenheit und von der PKV (der Frau) mangels Verursachung nicht erstattet. Die extrakorporalen Kosten (Kosten außerhalb des menschlichen Körpers, also z. B. Befruchtung im Labor) allerdings sind nach einer Entscheidung des Bundessozialgerichts[49] von der GKV (des Mannes) zu übernehmen. Danach sollen allenfalls solche Maßnahmen von der Leistungspflicht der GKV ausgenommen werden, die tatsächlich unmittelbar und ausschließlich am Körper des anderen, nicht beim versicherten Ehegatten ausgeführt werden.[50] Würde die Vorschrift nämlich zu eng ausgelegt werden, blieben bei den in der Praxis dominierenden Verfahren der extrakorporalen Befruchtung (IVF/ICSI) die wesentlichen Anteile der (»In-vitro«-)Behandlung von der Leistungspflicht ausgenommen, weil sie sich letztlich keinem der Ehegatten zuordnen lassen.[51] Weiter ging dann das Sozialgericht Trier, das mit einer – viel zitierten – Entscheidung vom 10.02.2004 für die Konstellation »Mann GKV-versichert und Alleinverursacher, gesunde Frau PKV-versichert und beihilfeberechtigt« auch die Kosten der auf die Ehefrau entfallenden Behandlungsmaßnahmen insgesamt (zu 50 %) der GKV des Mannes aufbürdete. In solchen Fällen entspreche es nach Ansicht des Gerichts nämlich dem »gesamten Sinn und Zweck der Vorschrift des § 27a SGB V, dass die GKV die gesamten Kosten der durchgeführten Behandlungsmaßnahmen zu tragen hat.«[52]

Ob und inwieweit die Ungleichbehandlung bei unterschiedlicher Versichertenkonstellation rechtens ist, bleibt mangels dahingehender Entscheidungen nach wie vor einer höchstrichterlichen Überprüfung vorbehalten. Solche Überprüfungen wurden bis dato oftmals vonseiten der Versicherer durch zahlende Vergleiche – wie auch beim Urteil des SG Trier in II. Instanz geschehen – abgewendet, da den einzelnen Versicherten selten an einer Grundsatzentscheidung, sondern vielmehr an einer Kostenübernahme gelegen ist.

Fazit

Durch die unterschiedlichen Versicherungsprinzipien der Körperbezogenheit in der GKV und der Verursacherbezogenheit in der PKV ergeben sich also erhebliche Lücken bei der Kostenübernahme bzw. Kostenerstattung. Zusammenfassend kann zudem festgestellt werden, dass die Leistungen der GKV vom Gesetzgeber erheblich eingeschränkt und die Leistungen der PKV von der Rechtsprechung erheblich ausgeweitet wurden.

Erfahrungsberichte

Im letzen Abschnitt des Buches kommen nun einige Klientinnen zu Wort. Doch wollen wir mit ein paar persönlichen Überlegungen aus der Sicht des Reproduktionsmediziners beginnen.

Persönliche Gedanken eines Reproduktionsmediziners

Markus Merzenich

Ich bin jetzt seit fast 25 Jahren als Gynäkologe und seit über 10 Jahren als Reproduktionsmediziner tätig. Was reizt mich an diesem Spezialgebiet der Gynäkologie? Sicher nicht das »Lieben-Gott-Spielen« – dafür sind unter anderem zu viele Enttäuschungen damit verbunden. Die Mixtur aus Medizin, Biologie und Psychologie stellt eine besondere Herausforderung dar. Es gibt wenige Bereiche in der Medizin, in denen man so unmittelbar eine Rückmeldung erhält, wie »gut« man wirklich ist. Okay – Eizell- und Samenqualität sind spielbestimmend, damit können einige »Misserfolge« erklärt werden. Aber insgesamt muss – bei entsprechend kritischer Analyse – die Erfolgsquote stimmen.

Unsere Kinder (heute 25 und 28 Jahre alt) sind auf »natürlichem Weg« entstanden, und ich bin sehr dankbar dafür. Bin ich also eigentlich der richtige Ansprechpartner für die Kinderwunschpaare, die in einer sehr schwierigen Situation oft alles tun würden, um ihren Wunsch – ein Kind – zu erfüllen? Ich glaube schon, dass ich – trotz meines »Vorteils« – die Verzweiflung, die Unsicherheit, die Mutlosigkeit nachvollziehen kann.

Vielleicht, weil ich weiß, dass ein Kind das Faszinierendste überhaupt sein kann. In einer guten Beziehung etwas »Gemeinsames« in diese Welt zu setzen ist etwas ganz Besonderes. Es gibt Fälle, die mir als Reproduktionsmediziner und natürlich auch als Mensch besonders nahegehen. Tragisch war das junge Paar – beide 25 Jahre alt und in Kinderwunschbehandlung wegen verschlossener Eileiter: Die erste IVF endete mit einer Eileiterschwangerschaft, die darauf folgenden drei Behandlungen mit Zwillingsaborten. Die Patientin ist jetzt wieder schwanger, sie liegt stationär, hat strenge Bettruhe und erreicht hoffentlich bald die rettende 30. Schwangerschaftswoche.

Oder ich erinnere mich an das Kinderwunschpaar, bei dem der junge Mann mit 26 Jahren an einem Hirntumor erkrankte. Vor der Chemotherapie ließ er zum Glück Sperma tieffrieren. Beim zweiten ICSI-Versuch wurde die Frau schwanger. Als ich den beiden das positive Ergebnis verkünden durfte, brachen sie in Tränen aus – auch ich wischte mir verstohlen einige Tränen aus den Augen. Die Bedeutung des Kindes als neuen Lebensinhalt hat eine Dimension, die kaum zu beschreiben ist. Auch wenn ich nicht leugnen will, dass Kinder nicht nur Freude machen. Aber: Mit Kind(ern) bewegt man sich in einem ganz anderen Orbit.

Aber wir kennen auch andere Herausforderungen: Die 44 Jahre alte wohlhabende Geschäftsfrau, die bereits 2 Kinder hat und sich jetzt unbedingt – und sei es mit den Mitteln der Eizellspende – das dritte wünscht.

Keine Ausnahme stellt auch der Kinderwusch des 60-Jährigen mit der 34-jährigen dritten Ehefrau dar – aus den vorangegangenen Ehen gibt es Kinder, aber die jetzige Ehefrau wünscht sich ebenfalls eines.

Auch diese Paare werden wir unterstützen. Schade ist es nur, wenn ein Paar sich seit vielen Jahren kennt und erst mit über 40 Jahren den dann aufkommenden Kinderwunsch umsetzen will. Die Chance des »jungen Alters« ist dann oft vertan.

Mein dringlichster Rat lautet: *Warten Sie mit der Familienplanung nicht zu lange!*

Die Wahrscheinlichkeit, dass eine Kinderwunschbehandlung nicht zum gewünschten Erfolg führt, ist gar nicht so gering. Wichtig ist, das Paar in dieser Situation aufzufangen: Enttäuschung, Versagensängste, Wut und Trauer, manchmal auch Vorwürfe und Schuldzuweisungen werden zum Teil auf den behandelnden Arzt projiziert. Als Arzt muss ich sensibel reagieren, mir Zeit nehmen und alles – evtl. gemeinsam mit unserer Psychotherapeutin – »aufarbeiten«. Selbstkritisch frage ich mich, ob ich die Behandlung (Indikation, Medikation, Stimulation, Punktionszeitpunkt, Punktion, Transfer) optimal durchgeführt habe. Gibt es Dinge, die bei einem weiteren Versuch verbessert werden können? Stimmt die Vertrauensebene noch? Wenn das Vertrauen nicht mehr besteht, habe ich kein Problem damit, die Patientin zum Besuch eines anderen Zentrums zu bewegen. Zum Glück kommt das selten vor.

Was Kinder für mich bedeuten – Erfahrungsbericht einer Klientin

Wie süß du bist! Gerade geboren, liegst du winzig, weich und warm auf meinem Bauch. Ich schaue dich an und denke: »Du bist also mein Kind, welch ein Geschenk!«

Schon mein ganzes Leben lang wusste ich, dass ich Kinder haben möchte. Ein Leben ohne Kinder konnte ich mir nie vorstellen. Tief in meinem Inneren gab es immer die Sehnsucht und den Wunsch, einmal eine eigene Familie zu haben. Familie symbolisiert für mich Liebe, Gemeinschaft, Nähe, Treue, Zusammenhalt und Geborgenheit. Familie zu haben bedeutet für mich, angekommen zu sein, ein Zuhause zu haben. Zu Hause kann man sich fallen lassen, sicher sein, dass man wieder aufgefangen wird. Sicher kann auch eine glückliche Partnerschaft viele dieser Kriterien erfüllen, doch erst durch Kinder wird aus einem Paar eine richtige Familie, wird aus einer Frau eine Mutter, aus einem Mann ein Vater.

Dass der Weg zum eigenen Kind lang, beschwerlich und schmerzhaft werden würde, hätte ich nie gedacht. Kinder zu bekommen scheint doch die natürlichste Angelegenheit der Welt zu sein. Entsprechend sorglos und entspannt begann unser Kinderwunsch wie bei den meisten Paaren mit dem Beenden der Verhütung. Als sich nach einem Jahr noch keine Schwangerschaft eingestellt hatte, beschlossen wir, ein Zyklusmonitoring zu machen. Vielleicht fehlt ein Hormon, um der Natur ein wenig auf die Sprünge zu helfen. Es war alles in Ordnung. Unserem Kinderwunsch stand nichts im Wege. Wir sollten nur noch etwas Geduld haben. Aber nichts tat sich.

Unser Arzt schlug vor, durch ein paar kleine Hormonspritzen den Termin des Eisprungs genau zu bestimmen und Geschlechtsverkehr zum optimalen Zeitpunkt zu haben. Wir waren optimistisch. Vielleicht hatten wir bisher den richtigen Zeitpunkt einfach immer verpasst. Also freuten wir uns auf die gemeinsamen »vorgeschriebenen« Abende, weil sie uns unserem Wunschkind vermeintlich ein Stück näher brachten. Irgendwann wurden es doch zu viele Abende, die nicht in einer Schwangerschaft mündeten. Die monatliche Anspannung, ob es endlich geklappt hat, wurde größer. Die Frage »Wie geht es jetzt weiter?« stand im Raum.

Eine Insemination könnte helfen. Insemination – das war erst mal ein Schock. Jetzt war es offiziell – wir hatten ein Fruchtbarkeitsproblem. Wir waren ungewollt kinderlos. Wir mussten uns von der Vorstellung verabschieden, nach einem romantischen Wochenende schwanger zu werden, und stattdessen mit dem Gedanken auseinandersetzen, dass wir nun Kinderwunschpatienten waren. Ob wir für immer kinderlos bleiben würden oder ob die moderne Reproduktionsmedizin uns helfen könnte, war ungewiss.

Leider verliefen mehrere Inseminationen erfolglos. Um abzuklären, ob Eileiter oder Gebärmutter Auffälligkeiten zeigten, unterzog ich mich einer Bauchspiegelung. Der linke Eileiter war an der Bauchdecke verwachsen, ansonsten war alles in Ordnung. Vielleicht hatten wir bisher nur Pech. Also versuchten wir es erneut mit einer Insemination – wieder nichts.

Langsam wurde aus dem Unbehagen Angst, dass es mit dem Kinderwunsch vielleicht gar nicht klappen könnte. Sollten wir wirklich Kandidaten für eine künstliche Befruchtung sein? Ich verspürte Panik bei dem Gedanken an eine künstliche Befruchtung. Sie ist das letztmögliche Mittel. Wenn es damit nicht klappt, müssen wir unseren Traum vom eigenen Kind vielleicht aufgeben.

Ich fühlte mich ohnmächtig, leer und hilflos. Was kommt da auf mich zu? Wie kann ich die Behandlung mit meinem Job vereinbaren? Werden wir mit einer künstlichen Befruchtung endlich unser ersehntes Wunschkind bekommen? Wie hoch ist die Schwangerschaftsrate und wie hoch die Baby-take-home-Rate?

Wie viele Versuche wagen wir, und was machen wir, wenn es auch mit dieser Methode nicht klappt? Würde ich mit einer langfristigen Kinderlosigkeit fertig?

Ich konnte mir diese Fragen nicht beantworten, aber ich konnte der Hoffnungslosigkeit und Angst den Kampf ansagen. Ich wollte nicht zu einer dieser Frauen werden, die bei jedem Kinderwagen die Straßenseite wechseln und bei jeder neuen Schwangerschaft im Freundeskreis den Kontakt abbrechen. Das Thema »Baby« sollte nicht zu meinem Trauma werden. Ich wollte mich nicht isolieren und meine ganze Lebensfreude verlieren. Eine positive Lebenseinstellung und ein gutes Körpergefühl schienen mir die Grundvoraussetzung für den Erfolg einer künstlichen Befruchtung.

Der erste Versuch brachte eine weitere Niederlage – keine Befruchtung der Eizellen mit IVF. Schließlich ließen sich mit der ICSI-Methode einige Eizellen befruchten. Und tatsächlich wurde ich schwanger. Wir waren außer uns vor Freude, zitterten, heulten, lachten. Jetzt sollte endlich alles gut werden. Aber es kam anders. Schon der erste Ultraschall war ein Schock. Die Fruchthöhle entsprach in ihrer Entwicklung nicht der Schwangerschaftsphase. Aus der Traum. Warten auf die Fehlgeburt. Es zog mir den Boden unter den Füßen weg. Noch nie in meinem Leben hatte ich solch seelische Schmerzen, war ich so verzweifelt. Ich konnte mir nicht vorstellen, jemals im Leben wieder Freude oder Hoffnung zu empfinden. Wie sollte es bloß weitergehen?

Ich nahm psychologische Hilfe in Anspruch, um diesen Rückschlag zu verarbeiten. Irgendwie musste ich wieder Kraft tanken, denn aufgeben wollte ich nicht.

Nachdem ein Kryoversuch und ein weiterer ICSI-Versuch erfolglos blieben, war klar, dass sich etwas in meinem Leben ändern muss. Schmerzende Eierstöcke während der Eizellreifung, die Auslösespritze im Büro oder am Flughafen setzen, Kontrolltermine mit den Arbeitszeiten koordinieren, Urlaubstage für Punktion und Transfer verbrauchen, die quälende Zeit bis zum Schwangerschaftstest abwarten und dann den Anruf mit einer weiteren Niederlage mitten in einer Besprechung bekommen. Das war zu viel. Die psychische und auch körperliche Belastung wurde zu groß. Eine berufliche Auszeit sollte Körper und Seele vor dem nächsten Versuch eine Pause gönnen.

Wir fühlten uns bei unserem behandelnden Arzt sehr gut aufgehoben und vertrauten ihm und seinem Team. Ein Praxiswechsel oder der Gang ins Ausland kam für uns nicht infrage. Wenn es klappen sollte, würde es hier funktionieren. Ausgeruht und nach einem ausgiebigen Gespräch mit Arzt und Biologen starteten wir den dritten ICSI-Versuch. Und tatsächlich sollte es diesmal klappen. Ich war schwanger! Nach einem dreimonatigen Gefühlschaos aus Freude, Hoffnung und Angst wurde die Schwangerschaft langsam sicher.

Mit fortschreitender Schwangerschaft begann endlich die aufregende Reise in einen neuen Lebensabschnitt – Mutter werden. Schwangerschaft und Geburt sind für mich das faszinierendste und großartigste Ereignis im Leben einer Frau. Obwohl Milliarden von Frauen Kinder geboren haben, ist dennoch die Geburt des eigenen Kindes ein einzigartiges Ereignis – es ist Normalität und eines der größten Wunder zugleich.

Nie werde ich die ersten zarten Tritte in meinem Bauch vergessen und wie stolz ich war, als die Schwangerschaft immer sichtbarer wurde. Ich fühlte mich großartig und sehnte den Tag der Geburt voller Vorfreude herbei. Ich konnte es kaum abwarten, endlich mein Kind in meine Arme zu schließen.

Mit der Geburt beginnt dann das Abenteuer Familie – aus zwei sind drei geworden. Eine aufregende und großartige Erfahrung nimmt ihren Anfang – Eltern sein. Ein winziger Erdenbürger erblickt das Licht der Welt, und für seine Eltern beginnt ein neuer Lebensabschnitt mit neuen Erfahrungen und neuen Prioritäten. Mit einem Mal gibt es da ein kleines Wesen, das bedingungslose Liebe und Aufmerksamkeit verlangt und alles andere in den Hintergrund drängt.

Beim ersten Blick in das kleine verknautschte Gesicht überwältigten mich die Gefühle. Ich war erschöpft, aber auch unendlich glücklich und dankbar, dass unser Baby gesund zur Welt gekommen ist. Ich schloss unser Baby in meine Arme und in mein Herz. Von nun an werde ich für dieses kleine Wesen verantwortlich sein. Solange, wie ich leben werde, wird es nun jede Entscheidung und jeden Schritt mitlenken.

Ich trage sie gerne, diese Verantwortung. Kinder sind für mich das größte Himmelsgeschenk, das man empfangen kann. Sie sind eine große Bereicherung für das eigene Leben. Ihre Unschuld und Hilflosigkeit rührt mich, ihr Lächeln bezaubert mich. Sie sind unbeschwert und neugierig. Kinder machen die Welt bunter und fröhlicher. Mit ihrem Lachen und ihrer Sorglosigkeit bringen sie Hoffnung und Zuversicht in unser Leben. Kinder bedeuten Zukunft.

Als Eltern kann man seine Lebenserfahrung an die eigenen Kinder weitergeben und damit selbst ein kleines Stück unsterblich werden. So setzt sich der Stammbaum der Familie fort. Ich empfinde es als sehr bereichernd, einen kleinen Menschen zu lieben und ihm dabei zu helfen, seinen Platz in dieser Welt zu finden. Durch Kinder betrachtet man die Welt aus einem anderen Blickwinkel. Längst vergessene oder lange nicht mehr beachtete Dinge gewinnen wieder an Bedeutung. Kinder leben in einer Welt voller Kleinigkeiten, die weltbewegenden Dinge der Erwachsenen tangieren sie nicht. Durch sie überdenkt man Gelerntes und Gewohntes neu.

Plötzlich erinnert man sich wieder an all die Dinge, die einem in der eigenen Kindheit so viel Freude bereitet haben. Wir sammeln im Herbst wieder Blätter und Kastanien vom Boden auf, füttern die Enten im Teich und spielen stundenlang Verstecken oder Fangen. Es sind all die kleinen Dinge und Momente, in denen uns unser Kind ein Lachen oder Strahlen schenkt, die ein Leben mit Kindern so bereichernd machen. Ich freue mich unglaublich, diese Welt der tausend kleinen Dinge wiederzuentdecken und mich mit ihnen darüber zu freuen.

Natürlich gibt es auch Schattenseiten des Mutterglücks. Die Schlaf- und Essenszeiten der lieben Kleinen nehmen keine Rücksicht auf die Bedürfnisse ihrer Eltern; nächtelanges Weinen, wenn die ersten Zähne kommen, oder die ersten Trotzphasen können auch Eltern, die ihr Kind über alles lieben, an den Rand ihrer Kräfte bringen. Doch denkt man nicht an diese Schattenseiten, wenn man sich überlegt, was Kinder für das eigene Leben bedeuten.

Ich denke an das erste Lächeln, die ersten wackeligen Schritte und das erste »Mama«. Ich denke an fröhliche Kindergeburtstage, Familienausflüge in den Zoo, Burgenbauen im Sandkasten und Laternenbasteln im Kindergarten. Ich denke an Weihnachtsfeste mit leuchtenden Kinderaugen und den ersten Schultag mit Schultüte. Ich bin neugierig darauf, wie mein Kind sein wird, welche Träume und Wünsche es haben wird. Ich freue mich auf ein gemeinsames Leben!

Hinter dem Wunsch nach einem eigenen Kind steht so vieles, was schwer in Worte zu fassen ist. Es könnte sein, dass der Wunsch, sich fortzupflanzen, schon in unseren Genen angelegt ist. Vielleicht ist es aber auch einfach nur Liebe. Kinder aufwachsen und gedeihen zu sehen ist ein tägliches Wunder. Es ist das aufregendste Abenteuer, das wir erleben können. Mutter zu sein, ist der schwerste Beruf und die größte Herausforderung, die ich mir denken kann, und die glücklichste Erfahrung zugleich. Ich bin voller Dankbarkeit, dass ich diese Erfahrung nach lange unerfülltem Kinderwunsch doch noch machen darf!

Das zweite Kind – Erfahrungsbericht einer Klientin

1998 bekamen mein Mann und ich unser erstes Kind – weder war es »geplant« oder »ausgerechnet«, noch hatte es viel mit Arztbesuchen zu tun. Ich merkte es, als meine Periode ausblieb, ging zum Arzt und der bestätigte: Ich war schwanger.

Da wir aber noch ein Kind wollten, fingen wir nach ca. 2 Jahren an, über ein zweites Kind nachzudenken. Komischerweise wollte ich ein geplantes »Vorsommerkind« haben, also rechnete ich den Zeitraum aus, und es ging los. Ich informierte mich, wann der beste Zeitpunkt für eine Schwangerschaft sei, wann man am besten Jungs oder Mädchen zeugen konnte, ob der Mond eine Rolle spielte, ich machte Yoga, kontrollierte die morgendliche Temperatur, legte mir den Fruchtbarkeitscomputer zu und nahm Vitamine – Monat für Monat, doch alles ohne Erfolg.

Nach einiger Zeit gingen wir zum Frauenarzt, um uns Rat zu holen, doch der sagte uns lediglich: »Haben Sie Geduld, Sie haben ja schon ein Kind – machen Sie sich nicht so viel Stress.« Ich hatte aber keinen Stress. Diesen Satz hörten wir Jahr für Jahr, es machte mich irre, und mittlerweile waren wir mit unseren Nerven tatsächlich am Ende. Nach langen Jahren wechselten wir schließlich den Arzt, da dieser uns weder weiterhalf noch über andere Lösungen beriet. In seinen Augen war nur Stress der Grund für die nicht eintreten wollende Schwangerschaft.

Der neuen Frauenärztin erzählten wir unseren Leidensweg, und sie konnte nur fassungslos den Kopf schütteln. Sie begann mit der Diagnostik: Mein Mann musste seinen Samen testen lassen, ich machte Bluttests und wurde zu einer Bauchspiegelung geschickt, um alle körperlichen Gründe auszuschließen. Als nach zwei Monaten feststand, dass wir körperlich vollkommen gesund waren, war das für uns ein richtig schlechtes Ergebnis, denn jetzt hatten wir gar keine Erklärung – konnten nichts verändern. Wir waren total ratlos, leer und mittlerweile auch richtig gestresst.

Die Ärztin gab uns den Rat, mit einem Hormonpräparat ein wenig nachzuhelfen, und wenn das nichts bringen würde, könne man immer noch weitersehen. Für mich stand aber fest: Wenn dieser Versuch nicht klappen würde, würden wir unseren Kinderwunsch begraben. Ich wollte und konnte mit diesem ganzen Stress und Frust nicht mehr leben.

Also nahm ich einen Monat lang dieses Präparat, wir hatten Geschlechtsverkehr, gingen zum Test und siehe da: Ich war schwanger. Nach 5 langen Jahren kam 2006 unser zweites Kind zur Welt.

Diesen Moment, in dem die Ärztin mir mitteilte, dass ich schwanger sei, werde ich nie vergessen. Wir hatten eigentlich schon aufgegeben und nun waren wir die glücklichsten Menschen der Welt. Ich konnte wieder atmen und mich leicht fühlen. Im Nachhinein habe ich mich jedoch häufig gefragt, ob es die Hormontabletten waren, die die Schwangerschaft ermöglicht haben, oder mein Loslassen des Kinderwunsches, sodass der ganze aufgestaute Stress und Frust nicht mehr auf mir gelastet hatte.

»26« – Erfahrungsbericht einer Klientin

26. Ausatmen. Einatmen. 26 – das riecht nach Erleichterung, Glück, Zukunft. Ich starre auf das Telefon in meiner Hand. Diesmal kein »Es tut mir leid, es hat leider nicht geklappt« mit diesem immer unpassenden Unterton. Heute: »Herzlichen Glückwunsch, Ihr Beta-HCG liegt bei 26.« Danach gefaselte Warnungen, dass der Wert sehr niedrig sei, vom Predalon herrühren könnte. Die ignoriert mein Herz. Ich wusste es, dieses Mal klappt's. Ich werde eine Tochter bekommen und sie wird Lotta heißen. Ein Grinsen breitet sich in meinem Körper aus. Ich werde zum Elternabend gehen.

Ungläubigkeit macht sich breit. Wirklich? Wir – ICH – bekomme ein Kind? Ich erwarte aufgestaute Berge, die von meinen Schultern fallen. Dass sich meine Seele endlich wieder aufrichtet. Blut rauscht in meinen Ohren. Der mit der Behandlungszeit gewachsene Panzer hält. Erstarrung.

Oh mein Gott, die Blutproben wurden vertauscht! Wie wahrscheinlich ist das? Wie wahrscheinlich ist es, dass ausgerechnet mein sportlicher, nicht rauchender Mann ein so schlechtes Spermiogramm hat? Und dass ich – jung und gesund – einfach nicht schwanger werde? Mir rutscht das Herz in die Hose.

Gleich übergebe ich mich. Ausatmen. Einatmen. Soll ich meine Mutter anrufen? Meine Kehle wird eng. Tränen fließen. Das Telefon fremd in meiner Hand. Ich muss pinkeln.

Ich laufe durch die Wohnung. Wie sage ich es Thomas? Soll ich ihn anrufen? Nein, das würde dem Moment nicht gerecht. Wir sollten zusammen sein. Schon doof genug, dass ich den Anruf alleine entgegennehmen musste. Ich warte, bis er zu Hause ist. Oder rufe ich doch an? Es kribbelt so in meinen Fingern, im Bauch, im Kopf.

Sitze im Sessel. Nehme ein Buch. Gehe in die Küche. Esse ein Stück Schokolade. Muss ja jetzt für zwei essen. Durchgedrehtes

Grinsen. Plötzlich greift wieder die Angst nach mir. Kälte. Kann das sein?

Im Arbeitszimmer mache ich die Glotze an. Hoffe, meine Gedanken werden durch die Ödheit erschlagen. Die Fenster müssten mal geputzt werden. Ich nehme ein Blatt vom Schmierzettelstapel und male bedächtig eine 26. So mit doppelten Linien, wie man in der 7. Klasse Jungsnamen malt. Schön ist sie, diese Zahl. Leider riecht sie nicht nach Erdbeere. Das wäre noch passender. Ich betrachte mein Werk. Zufriedenheit. Mein Baby ist in mir. Meine Hand liegt auf meinem Bauch. Ich werde dich beschützen. Kloß im Hals.

Ich werde diese wunderschöne 26 in der Garage aufhängen. Dann sieht Thomas sie noch, bevor er aussteigt, stürmt nach oben und nimmt mich in die Arme. Leider habe ich noch meinen Schlafanzug an. So will ich keinem Nachbarn begegnen. Umziehen? Auch keine Option. Ich öffne die Tür. Lausche. Nichts zu hören. Kurz bevor sich die Tür hinter mir schließt, denke ich an den Schlüssel. Unten merke ich, dass Papier nicht von selbst an Beton hält. Wieder hoch, wieder runter. Tesafilm. Blatt in Augenhöhe an der Wand befestigt.

Sitze befriedigt im Sessel. Springe auf, renne runter. Wie kindisch war die Idee denn? Bringe die 26 in Sicherheit. Altpapier. Esse noch ein Stück Schokolade. Ich werde so fett werden! Durchgedrehtes Grinsen. Finde die Idee doch gut. Hänge den Zettel an unsere Wohnungstür. Sitze im Sessel, versuche zu lesen. Schlafzimmer. Wo hat wohl das Kinderbett Platz? Werde ich eine gute Mutter sein? Schaffen wir das? Panik.

Finde Wohnungstür langweilig. Also Tür wieder auf, Lauschen, zartbesockt durch den Flur gewieselt, in der Tiefgarage den Zettel aufgehängt.

Am Ende einer Ewigkeit steckt Thomas den Schlüssel ins Schloss. Mit fragendem Blick steht er vor mir. Er hat den Zettel wohl nicht gesehen. »26«, sage ich. »Was bedeutet das?«, sagen seine furchtsamen Augen. »Schwanger!«, lache ich. In seiner Umarmung finde ich die Sicherheit: Wir bekommen ein Kind.

»Zeugungsunfähig« – Erfahrungsbericht einer Klientin

Mein Mann und ich wollten eine Schwangerschaft ganz langsam angehen. Als sich dann aber auch nach einer längeren Zeit keine Schwangerschaft einstellen wollte, eine Überprüfung durch meine damalige Gynäkologin genauso wenig ergeben hat wie die Untersuchung meines Mannes durch einen Urologen, haben wir uns eine Praxis mit dem Schwerpunkt Kinderwunschbehandlung gesucht.

Die Diagnose, dass mein Mann zeugungsunfähig ist, war für uns ein großer Schock. Während mein Mann die daraus resultierende Notwendigkeit einer Kinderwunschbehandlung direkt akzeptieren konnte, war ich mir nicht sicher, ob eine künstliche Befruchtung der richtige Weg ist. Auf der anderen Seite haben mein Mann und ich uns so sehr ein Kind gewünscht, und eine Adoption konnte ich mir noch weniger vorstellen.

Die Behandlungen waren langwierig, anstrengend und sehr belastend. Ich konnte damals außer mit meinem Mann mit niemandem darüber reden. Ich hatte immer das Gefühl, dass ich unter der Belastung zusammenbrechen würde, wenn ich das nicht alles im Alltag und insbesondere bei der Arbeit verdrängen würde. Anstrengend waren auch die morgendlichen Spritzen in den Bauch. Die ersten Tage war es kaum ein Problem, aber irgendwann hat es immer mehr Überwindung gekostet, sich vor der Abfahrt zu einem weiteren stressigen Arbeitstag noch schnell die Spritzen zu setzen. Zudem führte die hormonelle Umstellung zu Stimmungstiefs bzw. sehr schlechter Laune, die die Bewältigung der Situation nicht erleichtert haben.

Am schlimmsten aber war es nach den Transfers. Vor der Punktion mit Vollnarkose hatte ich keine Angst. Das OP-Team war immer sehr gut und nett. Schwierig wurde es für mich erst nach den Transfers. Denn dann hatte ich immer mit der Angst zu kämpfen, dass ich etwas falsch mache oder dass die hohe Arbeitsbelastung in meinem Job eine Schwangerschaft verhindern würde.

Nachdem zwei ICSI- und zwei Kryoversuche nicht zum Ziel geführt hatten, hatte ich zudem die Sorge, dass ich vielleicht mental nicht bereit war, eine künstliche Befruchtung zu akzeptieren und dass es deshalb nicht klappen wollte. Zu diesem Zeitpunkt war nur noch ein von der Krankenkasse zu zahlender ICSI-Versuch übrig.

Unser behandelnder Arzt hatte uns geraten, ins Ausland zu gehen, da dort aufgrund von anderen, bei uns nicht zugelassenen Methoden, eine höhere Erfolgsquote erreicht würde. Mein Mann und ich haben lange über diesen Schritt nachgedacht, aber letztendlich wollten wir uns nicht der Belastung aussetzen, mit der Behandlung im Ausland von vorne anzufangen.

Zudem haben wir uns fachlich bei unserem behandelnden Arzt auch immer bestens aufgehoben gefühlt, sodass wir auch den letzten ICSI-Versuch bei ihm unternommen haben.

Von der ersten Untersuchung bis zum letzten ICSI-Versuch waren fast vier Jahre vergangen. Bevor wir diesen letzten ICSI-Versuch gewagt haben, habe ich lange überlegt, ob die Fehlversuche an mir liegen und ob ich etwas ändern könnte. Letztendlich habe ich versucht, sowohl meiner permanent hohen Arbeitsbelastung als auch der Belastung durch die Behandlung durch mehr Abstand und Entspannungstechniken zu entkommen.

Dies hat mir sehr geholfen, denn ich konnte unseren letzten Versuch überraschenderweise viel positiver und ruhiger antreten als alle bisherigen Versuche, obwohl doch so viel auf dem Spiel stand.

Dass es letztendlich dann auch mit der Schwangerschaft geklappt hat, hatte sicherlich mehr mit einer Medikamentenumstellung zu tun, aber irgendwie war ich mir schon ab dem Transfer sicher, dass es diesmal funktionieren würde, sodass sich die Zeit bis zum positiven Schwangerschaftstest besser und ausgeglichener als bisher abwarten ließ.

Unser Sohn ist heute 20 Monate alt, und eine weitere ICSI-Behandlung war sofort erfolgreich, sodass ein Brüderchen für ihn bereits unterwegs ist.

Schlussbetrachtung

Wenn Sie dieses Buch gelesen haben, dann werden Sie bestimmt das eine oder andere Bekannte darin wiedergefunden haben, hoffentlich auch etwas Neues oder noch besser etwas Hilfreiches. Wir erheben jedoch keinerlei Anspruch auf Vollständigkeit, sodass der beste Erfolg des Buches die Anregung ist, sich darüber hinaus Gedanken zu machen und dem hier Vorgestellten entweder zuzustimmen, es kritisch zu betrachten oder durch die Ablehnung etwas Eigenes zu entwickeln.

Unser Ausgangsgedanke war, Ihnen ein Buch zur Verfügung zu stellen, das Sie bestmöglich medizinisch und juristisch informiert und Ihnen gleichzeitig eine psychologische Stütze auf dem Weg zum Wunschkind ist. Darüber hinaus war uns wichtig, Ihnen einige Denkanstöße für die eventuelle Situation mitzugeben, dass der Kinderwunsch nicht erfüllt wird.

Unser dringlichstes Anliegen ist es jedoch, Sie zu ermuntern, sich auf dem Weg zum Wunschkind Begleitung zu holen – bei Ärzten, Psychologen, Freunden oder der Familie.

Eine gute Kinderwunschpraxis erkennen Sie vor allem daran, dass Sie sich gut betreut fühlen. Zu einer guten Betreuung gehört eine fundierte medizinische Beratung und Behandlung sowie das Angebot einer parallelen psychologischen Begleitung.

Vielleicht konnten Sie feststellen, dass sich viele Ihrer Gedanken mit denen hier im Buch decken – Sie sind also nicht alleine. Aber: Nur sprechenden Menschen kann geholfen werden. Verlassen Sie die Sprachlosigkeit und stellen Sie sich ein Team von »Experten« zusammen, denen Sie vertrauen. Es ändert augenblicklich Ihre Situation und auch Ihr Gefühl. Beginnen Sie, eine Richtung einzuschlagen und lassen Sie sich begleiten, sodass Sie sich wieder als »Teil von etwas« begreifen und nicht mehr als Außenstehende.

Verzeichnis der verwendeten Abkürzungen

AMH Anti-Müller-Hormon
COK Cumulus-Oozyten-Komplex
DIR Deutsches IVF-Register
DNA Desoxyribonukleinsäure
FISH Fluoreszenz-in-situ-Hybridisierung
FSH Follikel-stimulierendes Hormon
GKV Gesetzliche Krankenversicherung
GnRH Gonadotropin-Releasing Hormon
GOZ Geschlechtsverkehr zum optimalen Zeitpunkt
HCG Humanes Choriongonadotropin
       (Schwangerschaftshormon)
ICSI Intrazytoplasmatische Spermieninjektion
IMSI Intrazytoplasmatische morphologisch-selektierte
       Spermieninjektion
IVF In-vitro-Fertilisation
LH Luteinisierendes Hormon
MESA Mikrochirurgische epididymale Spermien-Aspiration
PID Präimplantationsdiagnostik
PKV Private Krankenversicherung
TESE Testikuläre Spermien-Extraktion
WHO Weltgesundheitsorganisation

Verwendete Fachbegriffe

Die folgenden Fachbegriffe werden auf den angegebenen Seiten erläutert:

Hilfreiche Internetseiten

http://www.9monate.de/kinderwunsch-familienplanung/
reproduktionsmedizin/

http://www.9monate.de/community/forum/Kunstliche_
Befruchtung_und_Reproduktionsmedizin?forumId=1773

http://www.9monate.de/community/forum/Erfahrungen_bei_
der_Reproduktionsmedizin?forumId=1762

Anmerkungen

1 Levitas, E. et al. (2006): Impact of hypnosis during embryo transfer on the outcome of in vitro fertilization-embryo transfer: a case-control study. *Fertil Steril.* 85(5): 1404–8.

2 Nilsson, L. (2009): Ein Kind entsteht. Der Bildband. München (Mosaik).

3 Brizendine, L. (2007): Das weibliche Gehirn: Warum Frauen anders sind als Männer. Hamburg (Hoffmann und Campe).

4 Grant, J. et al. (2006): Trends in European fertility: should Europe try to increase its fertility rate... or just manage the consequences? *Int. J. Androl.* 29: 17–24.

5 Zinaman, M. J. et al. (1996): Estimates of human fertility and pregnancy loss. *Fertil. Steril.* 65: 503–509.

6 Gnoth, C. et al. (2003): Time to pregnancy: results of the German prospective study and impact on the management of infertility. *Hum. Reprod.* 18: 1959–1966.

7 Gnoth, C. et al. (2003): Time to pregnancy: results of the German prospective study and impact on the management of infertility. *Hum. Reprod.* 18: 1959–1966.

8 Deutsches IVF-Register 2011 (DIR-Jahrbuch 2011).

9 Serour, G. et al. (2010): Analysis of 2386 consecutive cycles of in vitro fertilization or intracytoplasmic sperm injection using autologous oocytes in women aged 40 years and above. *Fertil. Steril.* 94: 1707–1712.

10 Nawroth, F. et al. (2012): Kryokonservierung von unbefruchteten Eizellen bei nicht-medizinischen Indikationen (»social freezing«): aktueller Stand und Stellungnahme des Netzwerkes *Ferti*PROTEKT. *Frauenarzt* 53: 528–533.

11 Bilian, X. et al. (2010): Conception probabilities at different days of menstrual cycle in Chinese woman. *Fertil. Steril.* 94:1208-1211

12 World Health Organization. Laboratory manual for the examination of human semen and sperm-cervical mucus interaction, WHO 5th ed. WHO Juni 2010.

13 ESHRE (2012): Abstract book of the 28th ESHRE Annual Meeting. *Hum. Reprod.*: 27 (Suppl 2): ii1–ii348.

14 http://www.ifd-allensbach.de/uploads/tx_reportsndocs/prd_0711.pdf

15 Geburten in Deutschland (2012): Broschüre – Statistisches Bundesamt, Wiesbaden.

16 http://www.bundesaerztekammer.de/downloads/Kuenstbefrucht_pdf.pdf

17 http://www.gesetze-im-internet.de/bundesrecht/sgb_5/gesamt.pdf

18 »Land ohne Leute«, ZEIT online, Ausgabe 2/2003

19 Deutsches IVF-Register 2011 (DIR-Jahrbuch 2011).

20 http://www.gesetze-im-internet.de/eschg/

21 Gianaroli, L. et al. (2003): Clinical value of preimplantation diagnosis. *Placenta* 24 (Suppl. B): 77–83.

22 Europäischer Gerichtshof für Menschenrechte (EGMR), 3.11.2011, Nr. 57

23 Deutsches Ärzteblatt 2011, 108 (3): 23–31.

24 Ratzel, R. in: Frister/Olzen, Rechtliche Fragestellungen in der Reproduktionsmedizin, 2009, S. 39 ff.

25 persönliche Korrespondenz mit Kanzlei Dr. Rütz, Kanzlei Dr. Möller und Partner Okt 2010

26 Kreß, H. (2009): Zur Notwendigkeit einer Reform des Embryonenschutzgesetzes. *Ärzteblatt Thüringen* 20 (2): 109–111.

27 »Der Schutz menschlicher Embryonen darf nicht eingeschränkt werden« – Erklärung des Rates der EKD zur aktuellen bio-ethischen Debatte. Pressemitteilung vom 22. 5. 2001.

28 Kreutz, J. (2010): Kommentar – Nobelpreis für IVF ist wohlverdient. Ärztezeitung online 4.10.2010: 1.

29 Spindelböck, J. (2009): Die lehramtliche Position der Kirche zu aktuellen bioethischen Fragen gemäß der Instruktion »Dignitas personae«. *Theologisches* 25: 37–46.

30 http://www.kath-theologie.uni-osnabrueck.de/kug/download/mixa.pdf

31 http://www.spiegel.de/politik/deutschland/predigt-gegen-pid-kardinalmeisner-vergleicht-embryonentests-mit-biblischem-kindermord-a-736904.html

32 Dieser Beitrag stellt eine zusammenfassende Überarbeitung des folgenden Aufsatzes dar: »Behandlungskostenerstattung bei IVF/ICSI in Deutschland – eine aktuelle Betrachtung« im *Journal für Reproduktionsmedizin und Endokrinologie,* 2007, 4 (4): 185–188.

33 vgl. Ärztezeitung Nr. 226/14.12.2006.

34 § 27a SGB V

35 mit Entscheidung vom 28.02.2007, BVerfG vom 28.02.2007, 1 Bvl 5/03; vgl. dazu auch *Sodan,* Künstliche Befruchtung und gesetzliche Krankenversicherung, zur Verfassungsmäßigkeit des § 27a SGB V nach dem GKV-Modernisierungsgesetz.

36 aufgrund der Fürsorgepflicht des Dienstherrn in Verbindung mit § 79 BBG (Bundesbeihilfegesetz) bzw. den landesrechtlichen Vorschriften aus den jeweiligen Landesbeihilfegesetzen.

37 § 6 Abs. 1 Nr. 13 BhV (Beihilfeverordnung)

38 gem. § 6 Abs. 1 Nr. 13 Satz 2 BhV

39 BGH vom 17.12.1986, IV a ZR 78/85 = VersR 1987, 278.

40 BGH vom 12.11.1997, IV ZR 58/97 = VersR 1998, 87.

41 BGH vom 21.09.2005, IV ZR 113/04 = VersR 2005, 1673.

42 vgl. dazu u. a. LG Köln, Urteil vom 18.02.2009, Az. 23 O 51/08; dort insgesamt 21 Eizellen.

43 so BGH vom 21.09.2005, a. a. O.

44 ... wenn es nach (1.) objektiven medizinischen Befunden und (2.) medizinischen Erkenntnissen – neben Schulmedizin auch alternative Medizin und Außenseitermethoden – (3.) im Zeitpunkt der ärztlichen Behandlung (4.) vertretbar war, sie als notwendig anzusehen – was bei einer Erfolgswahrscheinlichkeit von 15% nicht mehr erreicht wird; vgl. dazu BGH vom 21.09.2005, a. a. O.

45 so jedenfalls LG Berlin mit Urteil vom 24.02.2004, 7 O 433/02 = r+s 2004, 203.

46 vgl. dazu BGH vom 12.11.1997, a. a. O.

47 Mit der Wendung »medizinisch notwendige Heilbehandlung« in § 1 MB/KK hat der Versicherer auch keine Beschränkung seiner Leistungspflicht auf die kostengünstigste Behandlung erklärt. Das Kürzungsrecht des Versicherers bei sogenannten Übermaßbehandlungen gem. § 5 MB/KK erstreckt sich nicht auf Übermaßvergütungen; so BGH vom 12.03.2003, IV ZR 278/01 = VersR 2003, 581.

48 dazu BGH vom 03.03.2004, a. a. O.; so hat das LG Berlin mit Entscheidung vom 06.06.2007, Az. 7 O 334/06, insoweit auch klargestellt, dass der privat versicherte verursachende Mann gegen keine Obliegenheitspflichten aus dem Versicherungsverhältnis verstößt und er berechtigt ist, einen Gesamtbehandlungsvertrag mit den Ärzten abzuschließen, aus dem nach GOÄ auch die Behandlung der Frau abgerechnet wird.

49 vom 03.04.2001.

50 durch § 27a Abs. 3 SGB V.

51 BSG vom 03.04.2001, B 1 KR 22/00 R.

52 SG Trier vom 10.02.2004, S 4 KR 135/02 (nicht rechtskräftig).

Über die Autoren

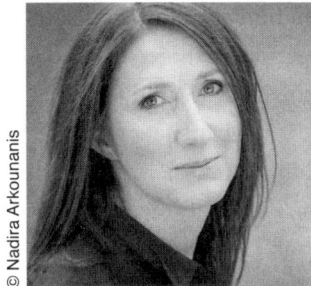

© Nadira Arkounanis

Elke Eyckmanns, Diplom-Psychologin und psychologische Psychotherapeutin für Verhaltenstherapie, Hypnose und systemische Familientherapie. Seit 1995 selbständig in eigener Praxis. Schwerpunkt der Tätigkeit ist die Arbeit mit ungewollt kinderlosen Frauen und Paaren. Mutter von Zwillingen, die 2006 nach vorhergehender ICSI-Behandlung geboren wurden.

www.eyckmanns.de

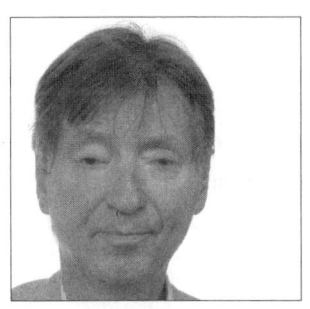

Markus Merzenich, Dr. med., absolvierte seine Ausbildung zum Reproduktionsmediziner bei Prof. Rjosk in München, einem der Pioniere der künstlichen Befruchtung. Seit 2004 leitet er das Kinderwunschzentrum Köln und ist seit 2006 ärztlicher Direktor der Praxis & Klinik Schönhauserstraße in Köln. Seit 2011 Geschäftsführer der Fertisafe GmbH/Köln, die sich auf das Tieffrieren von Ei und Samenzellen spezialisiert hat.

mmerzenich@kinderwunschzentrum-koeln.de

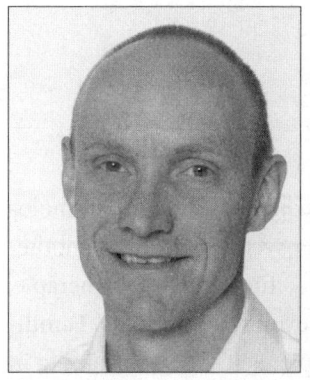

Frank Nawroth, Prof. Dr. med., war von 1999–2004 Oberarzt und Leiter der Abteilung für gynäkologische Endokrinologie und Reproduktionsmedizin an der Universitätsfrauenklinik zu Köln. Seit 2008 ist er außerplanmäßiger Professor für Frauenheilkunde und Geburtshilfe an der Universitätsfrauenklinik zu Köln. Seit 2010 Tätigkeit im Facharzt-Zentrum für Kinderwunsch, Pränatale Medizin, Endokrinologie und Osteologie im Barkhof, Hamburg.

Frank.Nawroth@amedes-group.com

Ralf Böhm, Dr. rer. nat., leitet seit 2007 das reproduktionsmedizinische Labor der Praxis und Klinik Schönhauserstraße in Köln.

boehm@pks-koeln.de

Ralf Nauert ist Rechtsanwalt, Fachanwalt für Versicherungsrecht und Fachanwalt für Medizinrecht, Meschkat & Nauert, Kanzlei für Versicherungs-, Schadens- und Haftungsrecht in Gießen.

www.kinderwunschanwalt.de; ra.nauert@kanzlei-mn.de

Bill O'Hanlon

Probiers mal anders!

Zehn Strategien, die Ihr Leben verändern

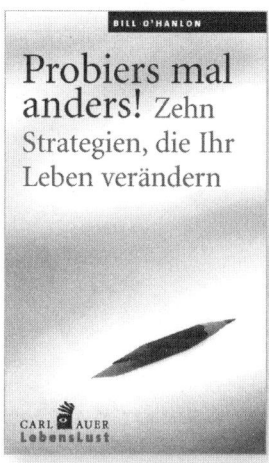

197 Seiten, Kt, 2. Aufl. 2011
ISBN 978-3-89670-816-8

„Es ist unsinnig, immer wieder dasselbe zu tun und trotzdem unterschiedliche Ergebnisse zu erwarten." Wer mit hartnäckigen Problemen kämpft, weiß das im Prinzip, findet aber oft keine Alternative.

Der Paar- und Familientherapeut Bill O'Hanlon zeigt in diesem Buch an vielen Beispielen, dass oft schon kleine Veränderungen in der Sichtweise oder im Verhalten den Weg zur Lösung weisen: „Das wichtigste Prinzip ist sehr pragmatisch: Wenn das, was Sie tun, nicht funktioniert, tun Sie etwas anderes!"

O'Hanlon regt den Leser an, seine persönliche Lebenssituation zu reflektieren und nach individuellen Lösungen zu suchen. Dazu gibt er zehn einfache, aber wirksame Strategien an die Hand, die helfen, Vergangenes zu bewältigen, Ziele für die Zukunft zu formulieren und diese lösungsorientiert umzusetzen. Besonderes Augenmerk richtet der Autor in seinem humorvollen Wegweiser durch den Dschungel des Lebens auf die Verbesserung von Partnerbeziehungen und Sexualität.

„Was für ein großartiges Buch! Ich bin Coach und zu mir kommen oft Menschen, die mich fragen, wie sie ihr Leben verbessern können. Ich rate ihnen, dieses Buch zu lesen. Es ist das beste, das ich zum Thema Problembewältigung kenne."
Zev Saftlas, Autor von Motivation That Works

 Carl-Auer Verlag • www.carl-auer.de

Dirk Revenstorf | Reinhold Zeyer

Hypnose lernen

Anleitungen zur Selbsthypnose für mehr Leistung und weniger Stress

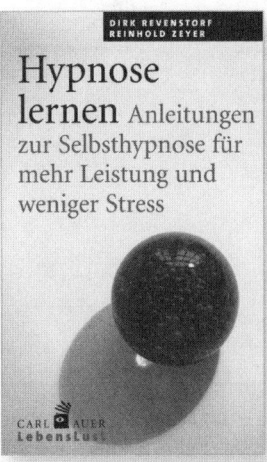

153 Seiten, Kt, 10. Aufl. 2011
ISBN 978-3-89670-642-3

Ein einfach und verständlich geschriebenes Buch, das grundlegende Informationen zum Thema Selbsthypnose und Hypnose gibt. Anhand einer übersichtlichen Situationsanalyse kann der Leser seine eigenen Kompetenzen einschätzen, seine persönlichen Trainingsziele bestimmen und die Prinzipien der hypnotischen Stressbewältigung erlernen.

In praxiserprobten Übungen vermitteln die Autoren Strategien, die es erlauben, persönliche Ressourcen zu aktivieren, vergangene Erfahrungen zu bearbeiten und Erfolg in der Zukunft zu programmieren. Bewährte therapeutische Geschichten und Metaphern lockern die Lektüre auf.

„Dieses Buch gehört seit Jahren zur empfohlenen Literatur in der Hypnoseausbildung von Ärzten und Psychologen, weil es kompetent und kompakt Grundlagen moderner Hypnose und Selbsthypnose vermittelt. Es kann jedoch auch therapiebegleitend Klienten als Lektüre an die Hand gegeben werden und erschließt in diesem Fall als Taschentherapeut und Selbsthilfebuch viele Möglichkeiten der Selbsthypnose."
Bernhard Trenkle, Milton-Erickson-Institut Rottweil

 Carl-Auer Verlag • www.carl-auer.de

Christel Rech-Simon | Fritz B. Simon

Survival-Tipps für Adoptiveltern

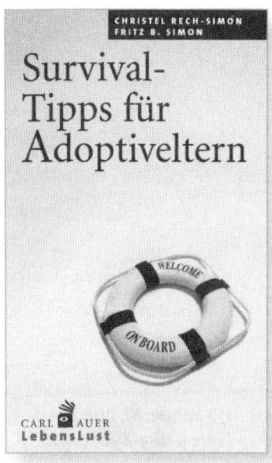

214 Seiten, Kt, 2. Aufl. 2010
ISBN 978-3-89670-654-6

In Deutschland werden jährlich ungefähr 5000 Kinder adoptiert. Die Mehrheit der Adoptivfamilien entwickelt sich wie andere Familien auch – mit kleineren oder größeren Problemen, wie sie zum Leben gehören. Ein Teil der Adoptiveltern aber findet sich zusammen mit ihren Kindern in einem Drama wieder, auf das sie nicht vorbereitet waren. Diesen Familien „am Rand des Nervenzusammenbruchs" bieten Christel Rech-Simon und Fritz B. Simon lebensnahe Hilfestellung an.

Die Autoren blicken aus zwei Richtungen auf das Thema: als Adoptiveltern und als erfahrene Psychotherapeuten. Ihre „Survival-Tipps" sind keine einfachen Patentrezepte. Sie benennen zuallererst die „Tänze", zu denen sich Eltern von ihren Kindern nicht „einladen" lassen sollten. Das erfordert in erster Linie eher, das Falsche zu unterlassen als das Richtige zu tun. Diesem „Don't" fällt überraschenderweise das eine oder andere aus pädagogischer und psychologischer Sicht vermeintlich „richtige" Erziehungsverhalten zum Opfer.

Das Buch macht deutlich, dass Mütter und Väter auch scheinbar ausweglosen Krisensituationen nicht hilflos ausgeliefert sind. Sie können etwas tun – auch wenn dies oft etwas anderes ist, als gemeinhin angenommen und erwartet wird.

„Ein absolut gelungenes Werk. Wir als Eltern eines leiblichen und zweier Adoptivkinder fühlten uns beim Lesen so richtig verstanden!" Monika und Manfred Uhl

 Carl-Auer Verlag • www.carl-auer.de

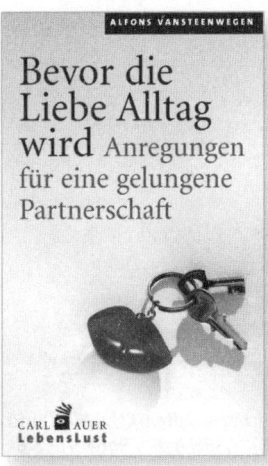